脏腑药式补正

本草经典古籍校注丛书（第一辑）

李成文　总主编

张山雷　著

李成文　申旭辉　校注

中国健康传媒集团·北京

中国医药科技出版社

内容提要

金代张元素著《脏腑标本寒热虚实用药式》，清代赵术堂作注。周学海摘录整理易名《张洁古脏腑药式》，简称《脏腑药式》，按脏腑分列本病、标病病证，及寒热虚实用药。张山雷对其重订，又易名《脏腑药式补正》，将常用中药310种，分为上、中、下三卷。以脏腑为纲，标本寒热虚实为目，分列病证及主治药物，并对病证病机和药物主治功效逐条笺正剖析，论证透彻，颇多创见，对指导脏腑辨证用药具有重要意义。本书既可供中医药教学、科研人员参考，也可供中医爱好者参阅。

图书在版编目（CIP）数据

脏腑药式补正 / 张山雷著；李成文，申旭辉校注 . -- 北京：中国医药科技出版社，2025.8. --（本草经典古籍校注丛书 / 李成文总主编）. -- ISBN 978-7-5214-4952-5

Ⅰ. R256

中国国家版本馆CIP数据核字第2024BN1746号

美术编辑 陈君杞
版式设计 南博文化

出版　**中国健康传媒集团** | 中国医药科技出版社
地址　北京市海淀区文慧园北路甲22号
邮编　100082
电话　发行：010-62227427　邮购：010-62236938
网址　www.cmstp.com
规格　880 × 1230mm $^1/_{32}$
印张　10 $^3/_4$
字数　320千字
版次　2025年8月第1版
印次　2025年8月第1次印刷
印刷　大厂回族自治县彩虹印刷有限公司
经销　全国各地新华书店
书号　ISBN 978-7-5214-4952-5
定价　**39.00元**

获取新书信息、投稿、为图书纠错，请扫码联系我们。

本草经典古籍校注丛书
（第一辑）

编 委 会

前言

　　本草始自神农，专著400余部，各书所录，皆有侧重，载药3000多种，涵盖2000多年研究成果，包括药物形态、产地气候、种植栽培、采收加工、炮制保藏、伪劣鉴别、寒热温凉、酸苦甘辛咸淡、气味厚薄、升降浮沉、归经引经、功效主治、配伍应用、毒性禁忌、处方用量、煎煮方法、冲服外敷、丸散膏丹、用药验案等，至今未能全部整理出版，难得一窥芳容。即使是已经影印出版的繁体竖排版本，也因没有校注而阅读不便，故不被世人所关注。

　　不读本草，焉知药性？昆虫草木，生之有地，根叶花实，采之有时，新陈不同，精粗不等，区分名实，炮制加工。金石类多主镇逆破坚；草本类多主散结利气，大约苗及茎升，根降，叶散，子攻，花润；虫兽类多主助运泄闭。形质虽一，气味不同，气味相类，形质则迥。气无形而升为阳，味有质而降属阴；气味皆有厚薄，气厚者为纯阳，薄为阳中之阴；味厚者为纯阴，薄为阴中之阳。气薄则发泄，气厚则发热；味厚则泄，味薄则通；气薄宜升，味厚宜降，轻虚者浮而升，重实者沉而降。味薄者升而生春象，气薄者降而收秋象，气厚者浮而长夏象，味厚者浮而藏冬象，味平者化而成土象。气厚味薄者浮而升，味厚气薄者沉而降，气味俱厚者能浮能沉，气味俱薄者可升可降。降中有升，浮中有沉，升降一体，浮沉兼收。五味之用，味酸者能涩、能收，味苦者能泻、能燥、能坚，味甘者能补、能和、能缓，味辛者能散、能润、能横行，味咸者能下、能软坚，味淡者能利窍、能渗泄。辛甘发散为阳，酸苦涌泄为阴，咸味涌泄为阴，淡味渗泄为阳，轻清升浮为阳，重浊沉降为阴。药物归经引经，或入太阳，或入少阳，或入阳明，或行太阴，或走厥阴，或走少阴之经。凡色青、味酸、气躁，性属木者，皆入足厥阴肝、足少阳胆经；色赤、味苦、气焦，性属火者，皆入手少阴心、手太阳小肠经；色黄、味甘、气香，性属土者，皆入足太阴脾、足阳明胃经；色白、味辛、气腥，性属金者，皆入手太阴肺、手阳明大肠经；色黑、味咸、气腐，性属水者，皆入足少阴肾、足太阳膀胱经。寒热温凉，虚实补泻，或阴或阳，或气或血，或攻或补，或表或里，或开或阖，或通或涩，或燥或润，或芳香辟秽，防疫散邪，悦脾开胃，化湿祛浊，行气活血，消肿散结，通经止痛，开窍醒神。总之，多读本草，辨识药性，纠偏避害，才能将兵。否则，虚实莫辨，攻补妄施；温凉杂撮，寒热倒置，方不成方，何能制敌，动辄得咎，草菅人命。

本草多以繁体竖排手稿、抄本流传，近有刻本，遗漏错讹，在所难免，很多本草专著不被人知，历代医家耗尽毕生心血研究本草的新发现、新认知、新成果，或总结的独特用药心得与经验，无法得到传承，后人未见前书，却又进行着重复研究，浪费大量的宝贵资源，严重地影响了中药学的发展与学术进步，并波及中医学的发展与进步，更给大众健康带来了不利影响。

本草古籍众多，文辞深奥，涉及知识面较宽，过往校注之书，仅重医理，文字误读、注释错误、用典不释、当释未释、遇难不释现象屡见。为此，我们专门成立《本草经典古籍校注丛书》编写团队，对其进行系统整理校注。组织专家学者认真梳理，遵从中医古籍整理规范，参考诸家注释，筛选其影响阅读，难以理解的字、词、人名、地名、官职、书名、风俗、方物、典故、病证、本草异名等，逐一考订，遇疑即解，拨冗歧义，附以书证，注重源流，言简意赅，深入浅出，通俗易懂，清晰准确，突出实用。避免应解不解、蜻蜓点水、望文生义、字面顺释、曲解附会、失注误注，为中药研究、应用提供基础支持。

本套丛书的出版得到了中国医药科技出版社的大力支持，在此表示衷心的感谢。

中国中医药研究促进会各家学说与临床研究分会会长
河南中医药大学教授　主任医师　博士研究生导师
李成文
2025 年 6 月

校注说明

　　张寿颐（1873—1934），字山雷，江苏嘉定（今属上海市）人。禀赋聪颖，勤奋好学，广泛涉猎诸子百家之书，尤精训诂。后因母病风痹，遂弃儒习医，研读历代医家著作，先后师从当地老中医侯春林及吴门名医黄醴泉，医道日精。1916年到上海行医，并执教于神州医药专科学校。1920年，到浙江兰溪中医专门学校担任教务主任。编纂《古今医案平议》《中风斠诠》《疡科纲要》《沈氏女科辑要笺正》《小儿药证直诀笺正》《脉学正义》《本草正义》《脏腑药式补正》《难经汇注笺正》等。

　　金代张元素著《脏腑标本寒热虚实用药式》，清代赵术堂作注。周学海摘录整理易名《张洁古脏腑药式》，简称《脏腑药式》，按脏腑分列本病、标病病证，及寒热虚实用药。张山雷对其重订，又易名《脏腑药式补正》，将常用中药310种，分为上、中、下三卷。以脏腑为纲，标本寒热虚实为目，分列病证及主治药物，并对病证病机和药物主治功效逐条笺正剖析，论证透彻，颇多创见，对指导脏腑辨证用药具有重要意义。

　　本次校注以1921年浙江兰溪中医学校内科学讲义《脏腑药式》

（铅印本）为底本，油印本（出版年月不详）为主校本，参考《周氏医学丛书·张洁古脏腑药式》《本草纲目》《医学指归》进行校勘注释。

校注原则如下：

◆校勘方法以对校、他校为主，本校辅之，底本疑有讹误，而对校、他校又无旁证可采者，酌情用理校或存疑待考。

◆凡繁体字、异体字、俗写字、古今字，或有案可稽的古讹字，一律径改为规范简体字。

◆凡因形体相似，或增笔，或缺笔，或连笔等而误写误刻的文字，如"正、止""若、苦""今、令""灸、炙""且、旦"，"千、干""日、月、曰""太、大、犬""己、已、巳""人、八、入""戊、戌、戍""未、末""胎、苔""藏、脏""府、腑"之类，若属明显讹误而无疑义者，径改不出注。若遇难裁断是非或疑似之间者，不改原文，出注说明。

◆凡疑难字，生僻字，通假字，容易误解的异读字；词义费解，或有歧义、僻义者；古代常用固定词汇或成语，而不符合今人习惯用语者；不常见、不常用的联绵词，或有歧义的虚词；本草别名、病证名、地名、官职、医家、书名等出注解释。同一内容多次出现且需出注时，一般只在首见处出注。

◆凡历朝避讳字，一律保持原貌，前人已改之字不回改，缺字不增补，但缺笔字补正。其中因改字影响文义之处和改人名处，均出注说明。特殊情况根据语境和文义处理。

◆因书改横排，原书右、左等表示方位词上、下之义，或前后文关系的，径改为上、下。

◆校注侧重于解释字词、人名、地名、方物、著作等方面，力求简明扼要，不作繁琐考证。

自序

　　洁古老人《脏腑标本寒热虚实用药式》向无单行本，仅见于李濒湖[1]东璧氏《本草纲目·序例》中，只有某脏某腑标本虚实寒热补泻各条目，而以应用诸药分条附注，朗若列眉[2]，为学者示以仪型[3]，树之标准，最是有条不紊，罗列清疏，初学得之，譬如握罗盘而指方位，自无暗中摸索之苦，金针度世[4]，其意甚良。所惜言之不详，引而不发，言其然而未尝言[5]其所以然，贤者读之，固

---

① 李濒湖：即李时珍，字东璧，晚年自号濒湖山人，世称李濒湖，湖北蕲春人，明代著名医药学家。著有《本草纲目》《濒湖脉学》。

② 朗若列眉：比喻真切无疑。形容非常明白。朗，明亮。列眉，两眉对列。出西汉·刘向《战国策·燕策》："吾必不听众口与谗言，吾信汝也，犹列眉也。"

③ 仪型：做楷模，做典范。清·曾国藩《送唐先生南归序》："考乎其从游之徒，则践规蹈矩，仪型乡国。"

④ 金针度世：金针，指医术高明。度世，指为很多人救死扶伤。针灸用针，一般是银质的，比较硬；用金针的人就是高手，因为金针很软不容易操作。

⑤ 尝言：尝，曾经。言，告诉。

不患不能悟彻其条理，苟①其学识未到，窃②恐淄渑③臭味，疑似莫分，则毫厘之差，已足基千里之谬。况一类中所列各药，性情分量，各有专长，功效所趋，何尝一致。设不为之指示其同中有异，则陋者④方且宝若兔园册子⑤，信手拈来，食不知味，反授庸俗以简易之捷径，而为害且不可胜言，歧中有歧⑥，每滋⑦误会，是岂作者初意所及料？况乎寻绎⑧诸条，尚有偶沿昔人之误，未尽纯粹者，则亦宜稍为更正，以成全璧⑨。莫为之后，虽盛勿传，盖亦前贤之所殷殷属望者也。近人建德周学海⑩澄之氏，刻入《周氏医学丛书》中，则据高邮赵双湖⑪《医学指归》录出，自成一卷，各条目

---

① 苟：假若，假使，如果，倘若。《史记·陈涉世家》："苟富贵，无相忘。"汉·贾谊《论积贮疏》："苟粟多而财有余，何为而不成？"

② 窃：本义为偷盗。引申比喻用不合理、不合法的手段占据。用作副词，指暗自、偷偷地。用作谦辞指自己。

③ 淄渑（zī shéng 资绳）：淄水和渑水的并称。皆在今山东省。相传二水味各不同，混合之则难以辨别。泛指事物融合后难以分辨。战国·列御寇《列子·仲尼》："目将眇者先睹秋毫，耳将聋者先闻蚋飞，口将爽者先辨淄渑。"

④ 陋者：知识浅陋的人。

⑤ 兔园册子：本指唐五代时私塾教授学童的课本。因其内容肤浅，故常受一般士大夫的轻视。后指读书不多的人奉为秘本的浅陋书籍，出《新五代史·刘岳传》。

⑥ 歧中有歧：即岔路之中又分岔路。比喻错误的道路。

⑦ 滋：本义为增益，增多。又指草木生长，繁殖。引申指（事情）发生，引起。

⑧ 寻绎：反复探索，推求。

⑨ 全璧：《史记·廉颇蔺相如列传》："王必无人，臣愿奉璧往使。城入赵而璧留秦；城不入，臣请完璧归赵。"后遂以"全璧"比喻完整而无缺损的东西。

⑩ 周学海：字澄之，安徽建德（今安徽东至县）人，清代著名医家。著有《读医随笔》《脉学四种》《伤寒补例》《形色外诊简摩》《重订诊家直诀》等。

⑪ 赵双湖：即赵术堂。字双湖，号观澜，高邮（今属江苏）人，清代医学家。著有《医学指归》。

及药下，皆有注文，所以申明其病机之原始，及药力之效用，颇能言其所以，俾①益学者不鲜②，以较《纲目·序例》中之旧文，增多数倍，周氏谓殆③即赵氏所增。今按"大肠"条中"补气"下，有"此所谓气，疑指风言"云云，确是注家口气，必非洁古本书所固有。寿颐谓：是书提纲挈领，以病源为主，不以病证琐屑④分类，于根本上求下手之法，实是探河源于星宿之海，所见者大，足以握病理学、药物学之枢纽而一以贯之，较诸向来本草之有百病主治各药，以证标目，纯从枝节着墨者，相去殆不可道里计。且又言简意赅，切于实用，洵⑤是治医者不可不读之书。顾赵氏、周氏二本，行世未广，而李氏《纲目》本既无注解，则不能轩豁呈露⑥，且序次又不与周氏尽同，而近日通行石印铅字之《本草纲目》，更多脱落⑦，几不可读，因从周本编定，于注文径⑧称赵注，以醒眉目，且以拙⑨见疏通而证明之，名曰"正义"，其偶有脱漏⑩

---

① 俾：使（达到某种目的，或达到某种效果），把。又通"裨"，指裨益。

② 鲜（xiǎn）：少。

③ 殆：表示推测，相当于大概，可能，几乎。

④ 琐屑：指细小、琐碎的事情。唐·韩愈《送灵师》："纵横杂谣俗，琐屑咸罗穿。"

⑤ 洵（xún）：确实。

⑥ 轩豁呈露：轩豁，指敞亮，高大开阔。呈露，指显露，显现。语出司马相如《美人赋》："皓体呈露，弱骨丰肌。"

⑦ 脱落：文字遗漏。

⑧ 径：直接，直截了当。

⑨ 拙：本义为笨，不灵巧。引申用作谦词，用于称自己或跟自己有关的人或事物。又引申指粗劣，倒霉，不顺，艰难，穷尽，质朴无华，粗暴对待。此为自谦之辞。

⑩ 脱漏：遗漏；漏掉。

者，则补缀^①之；或有沿讹^②者，则纠正之。别以"补"字，"正"字冠于各条之首，以清眉目。是固病理学之上乘禅^③，而亦药物学之成分表也，爰^④即以"补正"为名，昭其实也。

时辛酉良月^⑤山雷氏重订壬寅旧稿于兰江客次^⑥

---

① 补缀：缝补连缀。泛指修补。语出《礼记·内则》："衣裳绽裂，纫针请补缀。"

② 沿讹（é 鹅）：因袭谬误。

③ 上乘禅：佛学术语，圭峰宗密所分五种禅之一。

④ 爰（yuán）：用作连词，表承接，相当于于是。又用作发语词，相当于曰。

⑤ 良月：农历十月的代称。晋·陶潜《和郭主簿》："检素不获展，厌厌竟良月。"

⑥ 客次：接待宾客的处所。

目录

肺

肺藏魄属金，总摄一身元气。主闻、主哭①、主皮毛。

【正义】肺为诸气之主者，以其司气之呼吸，主出纳之门户耳。若《易》之曰元气，则以此身阳气而言，蒸动于肾，而输化于脾，殊不与肺之呼吸同类。先天根本，后天发育，非肺家华盖②之脏所能总摄③。洁古④此言，殊有误会。虽人之一身，循环上下，本无二气可言，然肺仅司其出纳呼吸之职；而摄纳之令，则

---

① 主哭：藏象学说按五行的观点，把与人的精神活动有关的呼、笑、歌、哭、呻（呻吟）等五类声音活动进行归类。即肝主呼，心主笑，脾主歌，肺主哭，肾主呻。

② 肺家华盖：华盖，古代帝王的车盖。肺居体腔脏腑最高位，覆盖诸脏，故称华盖。《灵枢·九针论》："肺者，五脏六腑之盖也。"《素问·痿论》："肺者，脏之长也，为心之盖也。"王冰注："位高而布叶于胸中，是故为脏之长，心之盖。"

③ 总摄：主宰；主持。《鬼谷子·本经阴符》："九窍十二舍者，气之门户，心之总摄也。"

④ 洁古：即张元素，字洁古，金之易州（河北省易县军士村，今水口村）人。中医易水学派创始人，著有《医学启源》《脏腑标本寒热虚实用药式》及《珍珠囊》等书。

在肾之盖藏；布濩①之权，则在脾之旋运。究竟各有所主，必不可径谓肺为元气之总摄也。主闻者，盖以鼻闻五臭言之，肺开窍于鼻，肺气通调，则鼻观灵敏，而五臭自分，肺气闭塞，则鼻窍窒滞，而不闻香臭，非两耳闻声之闻也。凡鼻之病，皆肺之病。肺脏主哭，经有明文，然义无所征，只可存而不论。肺位最高，故气通于皮毛，亦肤表之第一层。又经言肺病在肩背，似当补一句，曰主肩背。

本病

【赵注】脏腑之病本为②病。下同。

【正义】百病浅深，皆当分别脏腑经络标本论治。脏腑者，经络之根本。经络者，脏腑之枝叶。凡病之轻而浅者，皆在经络，迨其日积月累，渐入渐深，则传至本腑本脏，而病根坚固，不可猝拔矣。洁古本书，其标题曰《脏腑标本寒热虚实用药式》，所以握百病之纲要，而辨析其原始者，大经大法③，全在"标本"二字。学者能从此入手，则烛照数计④，病无遁情，水饮上池⑤，何患胸无成竹？若以一种病证言之，则又病源为本，见证为标，与此标本

---

① 布濩（hù）：遍布，布散。汉·张衡《东京赋》："声教布濩，盈溢天区。"薛综注："布濩，犹散被也。"

② 本为：《脏腑药式》作"为本"。当从。

③ 大经大法：根本的原则和法规。出唐·韩愈《与孟尚书》："其大经大法，皆亡灭而不救，坏烂而不收。"

④ 烛照数计：用烛照着，按数计算。比喻料事准确。唐·韩愈《送石处士序》："若烛照数计而龟卜也。"

⑤ 水饮上池：典出《史记·扁鹊传》"饮是以上池之水，三十日当知物矣"。上池水亦名半天河，是指未至地之水，如承取的露水、竹木上的水等。此喻学习掌握《脏腑标本寒热虚实用药式》，临床能力则犹如扁鹊饮用上池水一样，神效不凡。

二义，又是不同，亦不可以混含无别。

诸气膹郁①

【赵注】肺生②气也。

【正义】上焦胸膈之间，气机窒塞，如胸痹③之类，皆肺气为病。若中、下二焦，气分诸病，则肝、脾、肾三脏为多。《经脉篇》无此一证，洁古据《至真要大论》及《经络④篇》，谓是动则病肺胀满，固即肺气之膹郁也。

诸痿

【赵注】肺为五脏华盖，故五脏之痿，皆生于肺热。

【正义】《经脉篇》无此证。《至真要大论》⑤：诸痿喘呕，皆属于上。王⑥注颇未明析。宋校正引《痿论》谓：五脏使人痿者，因肺热叶焦，发为痿躄⑦，故曰属于上。痿，又谓肺痿也。寿颐按：洁古所据，固本于《至真要大论篇》，然以病情言之，当专

① 膹郁：中医病证名。指呼吸气促、胸闷痞满不适。《素问·至真要大论》："诸气膹郁，皆属于肺。"
② 生：《脏腑药式》作"主"。当从。
③ 胸痹：中医病证名。症见胸部闷痛，甚则胸痛彻背，喘息不得卧。轻者感觉胸闷，呼吸欠畅，重者则有胸痛，更甚者心痛彻背，背痛彻心。
④ 络：《脏腑药式》作"脉"。当从。
⑤ 《至真要大论》：《脏腑药式》此下有"谓"字。
⑥ 王：指王冰，号启玄子，又作启元子，唐代医学家。唐宝应中（762—763）为太仆令，故称为王太仆。著有《黄帝内经素问注》《素问六气玄珠密语》等。
⑦ 痿躄：中医病证名。指四肢痿弱，足不能行。《素问·痿论》："五脏因肺热叶焦，发为痿躄。"

以肺痿为是；若足痿则肝肾之虚，亦有因于湿热者，必不可均以为肺病。

喘呕

【赵注】气逆。

【正义】此以喘而呕，故病属于肺。若其他诸呕，则胃病为多。《经脉篇》有膨膨①而喘一证，又有喘喝一证。喝，《灵枢》作"谒"，误，洁古作"呕"，则本《至真要大论》。

气短

【正义】气短是肺金之壅塞，或肺虚之无权，故为肺病。若肾虚气不收摄，吸气不下，则不可专以为肺病矣。《经脉篇》谓气虚则少气不足以息，即气短也。

咳嗽，上逆

【正义】咳嗽气逆，固多肺病，而亦有肾虚不能纳气，浮阳上冲一证，其源虽不在于肺，然气火上冲，扰及肺络，然后作咳。如不扰肺，即不作咳。故咳嗽虽各有其源，而皆以肺为总路。《经脉篇》有咳上气一证。

咳唾脓血

【赵注】肺痈也。

———————————

① 膨膨：气满鼓胀貌。

【正义】肺痈咳唾脓血固也。又有肺虚久咳成痿，亦唾淡红稀痰，似脓非脓，似血非血，其候较之肺痈脓血，尤为沉痼。《经脉篇》无此证，是洁古所补。

不得卧

【赵注】肺藏魄也，水气射肺。

【正义】肺无肃降之权，则浮阳不藏，不得安卧，此赵氏所谓肺藏魄之理也。其肺气胀满，水饮窒塞，而不得卧者，又是一候，《经脉篇》亦无此证。

小便数而欠，遗失不禁

【赵法】上气下陷。

【正义】肺气清肃，则顺降得宜，小溲不变；肺气不利，则水道失其故常，为癃闭，为频数，为不禁。病虽在下，而自与至高之脏气，息息相通。喻嘉言①谓：有翼者无肺，故二便不分，而无小水②；四足者③有肺，则有小水。知肺之与溺，自有生理关系。《经脉篇》有小便数而欠一条，又有溺色变一条。《脉经》则溺色变下有"卒遗矢无度④"五字。今本《甲乙》《灵枢》皆无之。据洁古此条，则《脉经》作遗矢似误。此盖以小溲自遗言之，与遗矢不同。

---

① 喻嘉言：喻昌，字嘉言（1585—1664），号西昌老人，江西新建人，明末清初著名医家。著有《尚论篇》《医门法律》《寓意草》等。
② 小水：尿液。又名溺、溲、小便、小溲、前溲、水泉、下泉。
③ 四足者：指四足动物。
④ 遗矢无度：泄泻不止。

【补】肺胀满

【补曰】《经脉篇》有此一条，洁古不录，盖以统之于诸气膹郁一条也。然诸气膹郁，是概括胸膈气满诸症在内，而肺胀固自有专病。是宜补也。

【补】胸满

【补曰】《经脉篇》有此一条，即指肺气膹郁言之，洁古不录此证，亦以为绕①于诸气膹郁之中也。

【补】烦心

【补曰】②虽是心家之烦热，然肺、心最近，肺热熏心，当有此证，是宜补也。

【补】掌中热

【补曰】《经脉篇》有此一条，掌中虽属手厥阴经，然肺与心部位最近，肺热熏心，当有此证，是亦脏病。

标病

【赵注】经络之病为标病，下同。

洒淅③寒热

【赵注】肺主皮毛。

---

① 绕：《脏腑药式》作"统"，当从。

② 曰：《脏腑药式》此下有"《经脉篇》有此一条"七字。

③ 洒淅：寒战貌。《素问·刺疟》："足阳明之疟，令人先寒，洒淅洒淅，寒甚久乃热，热去汗出，喜见日月光火气，乃快然，刺足阳明跗上。"

【正义】外感风寒，恶寒发热，皮毛先受其病，皆肺家之肺[1]病。《伤寒论》太阳病之啬啬[2]恶寒，翕翕[3]发热，虽曰太阳表证，未始非肺手太阴经，首当其冲。桂枝证之鼻鸣，小青龙之水气喘咳，何一非肺经病？方中麻黄、杏仁，何一非肺经药？以此知感邪在表，太阳太阴，各有见症。仲景太阳篇，早已合手太阴证，各各示人以辨证用药之法。何图[4]明季[5]以来，偏有伤寒传足不传手，温热传手不传足之呓语[6]，强分界限，妄生门户之见。须知外感第一步，无论风寒、风热，肺经受病最多。洁古以寒热一证，列于标[7]经标病之首，视近世之龈龈[8]以争伤寒温热、手经足经者，所见广狭不同，相去远矣。《经脉篇》虽无此证，然外感寒热，手太阴固[9]首当其冲，洁古补此最是。近人治风寒、风热，无不以宣泄肺气为入手法门。如荆芥、牛蒡、桑叶、蒺藜诸味，何一非手太阴经主治耶？

伤风自汗

---

① 肺：《脏腑药式》作"标"当从。

② 啬啬：机体畏寒收缩貌。《金匮要略·腹满寒疝宿食病脉证治第十》："寸口脉弦者，即胁下拘急而痛，其人啬啬恶寒也。"

③ 翕翕（xī 西）：形容发热时的症状。《伤寒论》："太阳中风，阳浮而阴弱，阳浮者热自发，阴弱者汗自出，啬啬恶寒，淅淅恶风，翕翕发热。"

④ 何图：哪里想到。

⑤ 明季：明代。

⑥ 呓语：比喻荒谬糊涂的话。

⑦ 标：《脏腑药式》作"肺"。当从。

⑧ 龈龈：争辩貌。

⑨ 固：表示时间，相当于姑且，暂且。表示频率，相当于常常。又用作连词，表示选择，相当于就是。表示假设，相当于如果。表示因果，相当于所以。又表示本然，相当于本来，原本。

【正义】此兼风寒风热言之，自汗是表证，亦是皮毛之证，谓非肺经之病而何？《经脉篇》作"风寒汗出中风"。

肩背痛冷

【正义】肺主肩背，经有明文。肩背痛冷，皆肺经受寒之证。此当用太阳病之桂枝、麻黄法者，不可悟太阳太阴同条共贯之病理乎？《经脉篇》有气盛有余则肩背①痛一条，又有气虚则肩背痛寒一条，是寒热虚实各为一证，洁古此条，则专以气虚一层言之。

臑臂前廉痛

【正义】此手太阴经脉所述之部。《经脉篇》作"臑臂内前廉痛厥"，多一"内"字，于本经所过之部，尤为明白，似不可少，此当系传写之脱佚。厥则以厥逆言之，虽同是经络为病，而与痛各为一证。

【补】缺盆中痛　臂厥

【补曰】《经脉篇》有此二证。臂为本经所过之部，而脉循肺系，未始不在缺盆之正中也。

气实泻之

【赵注】肺主气。实者，邪气实也，故用泻，下分四法。

【正义】实者，皆有余为病，非吾身应有之正气，故曰实邪。经所谓邪气盛则实者，斯宜泻去其邪而正乃可安。

---

① 背：《灵枢·经脉》作"臂"。下文"气虚则肩背痛寒"亦同。

泻子

【赵注】水为金之子，泻膀胱之水，则水气下降，肺气乃得通调。

【正义】肺与膀胱，于生理上自有一气贯通之功用。肺气清肃，则水道通调，膀胱自无壅滞之患。而膀胱蕴热，则水气横溢，肺金亦失肃降之常，故肺家闭塞，气窒不宣，有宜疏通肺窍，以恢复下行为顺；亦有宜泄导膀胱，以决去下流之壅者，病情既异，治法亦是殊途。但谓实则泻其子，尚是拘泥于五行之相生旧说，而未尽活泼之灵机也。

泽泻

【赵注】入膀胱，利小便。

【正义】泽泻淡而能渗，利湿热壅滞之小便不爽。此则专泻膀胱蕴热者也。

葶苈

【赵注】大能下气，利膀胱水。

【正义】葶苈泄肺闭而滑坠下行，导水气直达州都[①]，是为行气下水之主将。

桑皮

---

① 州都：古代官名。为州郡之长，负责管理一州的行政和司法事务。此指膀胱在津液代谢与尿液排出中的重要作用。《素问·灵兰秘典论》："膀胱者，州都之官，津液藏焉。"

【赵注】下气行水。

【正义】桑根皮禀秋金肃降之气，清肺之热，泄导气火下行，又能通达皮毛，引皮肤中水气，达膀胱而出，润而不燥。此泄肺行气，利水消肿，最驯良而最有力者也。

地骨皮

【赵注】降肺中伏火，从小便出。

【正义】地骨能清骨中之热，泄火下行，以视桑皮，则寒凉又胜一筹。而清肺热、导气火，亦引皮肤水气，顺流而下，不嫌燥烈伤津，破耗正气，则与桑皮异曲同工。

除湿

【赵注】肺气起于中焦，胃中湿痰凝聚，其气上注于肺，去胃中湿痰，正以清肺。

【正义】形寒饮冷，肺气壅塞不行，则津液凝滞，水饮成焉，此金寒水冷，肺脏自有停饮积湿之证，正不必远引胃之痰湿，上注于肺，舍其田而芸人之田①也。故肺家实邪，痰饮最多。饮本寒水，皆基于湿，即有浊痰凝结，由于热邪煎灼，而为浓厚，然其源亦由于湿滞，则虽谓肺胃之实邪，皆是湿邪，亦无不可。所以泻肺之药，多属除湿消痰之剂，亦不仅半夏、茯苓等数物。洁古此条，特撮举②

---

① 舍其田而芸人之田：放弃自己的田地不耕种，却跑到别人的田里去除草。语出《孟子·尽心下》："人病舍其田而芸人之田。"比喻荒废了自己的本职工作，却去从事一些与己无关的事务。此指肺脏自有停饮积湿之证，不必责之胃之痰湿，上注于肺而成。芸：通"耘"，除草也。

② 撮举：撮要举出。

数者以例其余，非谓肺家除火①之药，只此六物，盖可知也。

半夏

【赵注】除湿化痰，健脾和胃。

白矾

【赵注】燥湿追涎，化痰坠浊。

白茯苓

【赵注】利窍除湿，泻热行水。

橘皮

【赵注】理气燥湿，导滞消痰。

薏苡仁

【赵注】甘，益胃土，胜水；淡，渗湿。

木瓜

【赵注】敛肺和胃，去湿热。

---

① 火：《脏腑药式》作"湿"。当从。

【正义】肺家湿邪，即是水饮，故化痰涤饮，皆所以除肺之湿。而淡渗利湿，亦即所以清肺。正与上文泻子一条，其意互相贯注。则凡治痰饮，及通利小水诸药，自可触类旁通，固不必条举而胪陈①之矣。

泻火

【赵注】肺属金，畏火。火有君相之别，君火宜清，相火有从逆两治。气实只宜逆治。

【正义】肺为娇脏，质最柔软，故畏寒亦复畏热，苟受火灼，则津液被烁，变幻莫测。赵氏谓肺金畏火，犹是五行生克之空套，其实肺之畏火，本不系乎火能刑金也。又谓相火有逆从两治②，其意盖谓龙雷火炽，有用桂附引火归元，导龙入海③之法，用热药以治虚火，故谓之从。其实外热上热之证，可投桂、附者，皆里有真寒，而外现假热之格阳④，及下有大寒，而上现浮热之载阳。桂、附仍治其里之真寒，下之大寒，非治其格拒之外热，凡浮游上泛之虚热，是已不可谓之从治。若以肺火而论，则无论肺有实热，只宜清泄，即曰肺家虚热，亦唯有先清其热，而虚乃可保，否则热愈炽而肺金益耗，病将不可复问⑤。且肺家之火，又何尝有从治之法，固不以气虚气实而有异宜。赵氏此注，直是画蛇添足。

---

① 胪陈：逐一陈述。

② 逆从两治：指正治和反治。

③ 导龙入海：海，喻肾水。肾水不足则虚火上炎，海不藏龙，治疗时除用大量滋阴药填补肾水外，还应少佐桂、附，用以引导虚火归入肾水。

④ 格阳：指体内阳气极虚，导致阴寒之气偏盛，格阳于外，阴阳寒热格拒，表现为内真寒外假热的证候。

⑤ 复问：不再问及。指病情没有办法解救了。

粳米

【赵注】色白入肺，除烦清热。

石膏

【赵注】色白入肺，清热降火。

知母

【赵注】清肺泻火，润肾滋阴。

【正义】膏知粳米，白虎汤也。虽是清胃之正将，唯其禀秋收肃降之气，所以能扫荡炎盛，而成西方燥金静穆之令，故以金神白虎命名。盖三者性质，固无一非清火泄热，而助肺金之严肃者也。

寒水石

【赵注】泻肺火胃火，治痰热喘嗽。

诃子

【赵注】敛肺降火，泄气清痰。

【正义】泻肺之火，主药犹不止此，如芩、连、桑皮、地骨、白前、杏仁之类皆是。但罗举颇嫌繁碎，洁古之意，盖姑①录数味，以示涯略②耳。且下文"本热清金"一条，义与此合，亦可参观。但诃子涩敛，必非泻药，此洁古之误会，而赵氏能为之应声，得毋③贻误后学④？

通滞

【赵注】邪气有余，壅滞不通，去其滞气，则正气自行。

【正义】肺司气化出入之橐钥⑤，外邪壅之，则气不通利，而停痰积湿，变幻正多，是肺家邪实之病，皆气机窒滞，阶之厉⑥也。滞固宜通，凡化痰涤饮，宣络顺气之药，皆可为肺家通滞之用，亦可与上文泻子除湿二条诸物，交互参考。

枳壳

【赵注】破气行滞。

【正义】枳壳、枳实，破结开泄，宣导气滞之主将。但枳实重

---

① 姑：用作副词，表示时间短暂，相当于暂且，苟且，将就。用作"姑息"，表示无原则地宽容，迁就。

② 涯略：概要、要义。明·杨慎《封君乐隐李公墓志铭》："涉猎书史，了其涯略。"涯，水边，泛指边际。

③ 得毋：即"得无"。表示反问或推测，意为"莫不是，该不会，怎能不"。

④ 贻误后学：错误遗留下去，使后来学习的人受到不好的影响。出《后汉书·蔡邕列传》："邕以经籍去圣久远，文字多谬，俗儒穿凿，贻误后学。"

⑤ 橐钥（tuó yào 驼要）：古代冶炼时用以鼓风吹火的装置，犹今之风箱。喻指本源，生发，化育。

⑥ 阶之厉：即厉之阶。导致祸害，祸害的开端。厉：灾祸；祸患。阶：本义是台阶，引申为导致，招致。之：此处是宾语前置的标志。《诗经·大雅·桑柔》："谁生厉阶，至今为梗。"

坠，利于中、下二焦；枳壳较为轻灵，故为泄降上焦之主任。

薄荷

【**赵注**】辛能散，凉能清，搜肝气，抑肺盛。

【**正义**】肺受风寒，气机固为之窒滞，然风热乘之，亦能蕴结郁蒸，闭塞为患。薄荷辛凉，其气芳香，最善走窜，乃清热利窍之神品。赵氏谓搜肝气、抑肺盛，非特浮泛不切，抑亦不合病情。

生姜

【**赵注**】辛温发表，宣通肺气。

【**正义**】生姜辛温，轻清而不猛烈，善疏皮毛风寒之邪，故为肺家发散寒气之专药。以视干姜味厚温中，功用自异。

木香

【**赵注**】升降诸气，泄肺疏肝。

【**正义**】木香气味俱厚，固不仅为宣通上焦气化之药，唯其气甚烈，上行亦捷，是为疏泄气滞之能品，固振动气机之良导师也。

厚朴

【**赵注**】辛温苦降，下气消痰。

【**正义**】厚朴辛温能升，苦泄能降，近人往往视为中、下二焦开结破气之用，是仅知其苦泄，而几忘其辛升。仲景谓喘家加厚朴杏仁佳，知其温通开泄之功，固合上、中、下三焦而一以贯之也。

杏仁

【赵注】泻肺解肌，降气行痰。

【正义】杏仁苦泄重降，开结滞而涤痰腻，是肺家之专药。

皂荚

【赵注】通窍吐痰，入肺、大肠。

【正义】皂荚乃荡涤垢腻之猛将，无坚不破，无积不消。老痰①得之，等于摧枯拉朽②；而风痰壅塞，亦能开泄上涌，一鼓而除，是肺有痰饮之扫荡法也。

桔梗

【赵注】入肺泻热，开提气血，表散寒邪。

【正义】桔梗疏通气滞，亦彻上彻下③，开泄三焦之通用药；又

---

① 老痰：中医病证名。痰证之一。指气火郁结，凝结胶固之痰证。又名郁痰、结痰、顽痰。《症因脉治》："老痰即结痰。""顽痰坚结胶固……即老痰。"

② 摧枯拉朽：意为摧折枯朽的草木。形容轻而易举。也比喻摧毁腐朽势力的强大气势，毫不费力地摧毁，对方不堪一击。出《后汉书·耿弇传》："归发突骑以镟乌合之众，如摧枯折腐耳。"枯：枯草。拉：摧。

③ 彻上彻下：通达上下。彻：贯通。《二程遗书·遗书一》："夫彻上彻下，不过如此。"

能外达腠理，发发①皮毛。赵谓表散寒邪，深合桔梗辛温之正治。又谓开提气血，则须知《本草经》绝无升提上行之义，未免为洁古载药上行之说所误。要之泄降为长，固能疏达肺家气滞。观古人以治肺痈，其旨自见。

苏梗

【赵注】下气消痰，祛风定喘。

【正义】苏梗以近根肥大者为佳，故为重坠降气，直达下焦之用。唯其气芳香，亦行于中、上，是亦可以顺导肺气，故洁古列为肺家之药。

【补曰】此条通滞，为大实者设法，故多气味浓厚，力量峻烈之品。盖肺家实邪，本只两种，苟非痰结，即是气窒。所以除湿一条，专主消痰，而此条专主破气，唯更有气机偶滞，未至大实之一候，则枳、朴、皂荚等味，尚嫌药力太猛，只宜用气味轻扬者，开发而屏②布之，如兜铃、马勃、九孔子③、瓜蒌皮、旋覆、桑叶之类，皆清宣肺气之清灵要药，自与气浓力厚者，主治不同，亦未始非疏通气滞之一道。他若荆、蒡、蕤药④等，轻疏肺闭，即以开泄皮毛，解肌散邪，则为在经外感言之，补入下文标病条中，亦与本病不同，不可含混。又肺气郁窒，内壅生热者，更有清泄肃降一法，亦所以通肺之滞，如白前、桑皮、枇杷叶、象贝母之属，是治肺热气滞，郁结不宣之证。苦泄凉降，所以抑之下行，

---

① 发：《脏腑药式》作"散"。当从。

② 屏：《脏腑药式》作"展"。当从。

③ 九孔子：路路通之别名。

④ 药：《脏腑药式》作"蕤"。当从。

以顺肺金清肃右降之性，但不可误用于风寒外束之时，否则寒邪被抑，益增其壅，而邪无出路，变幻不穷，即为痨瘵^①根基矣。此与洁古之辛香开结，大是不同，而所以泄肺家热壅，自成一种法守，可以补易老^②之未备者也。

气虚补之

【赵注】正气虚则用补。下分三法。

补母

【赵注】土为金母，补脾胃，正以益肺气。

【正义】虚是本气之式微^③，法应用补，自当补益本身，庶为直捷了当，经虽谓虚则补其母，得毋舍近求远，失之迂曲^④。唯肺禀金寒之气，其体清肃，故肺气果虚，皆兼寒证。凡是肺家补药，又多合肺金肃降之令，尽是清滋凉润，可以治肺家燥热，而不可以治虚寒。所以古人补肺，恒用补土之法，培其母以荫其子，似经文"虚则补母"一说，专为肺脏立论。凡是健脾养胃之药，皆足以补益肺虚，亦不独洁古所举之参、芪、甘草数物。而肺病善后良法，如气虚少气干咳诸症，但已脉细舌清，面白唇淡，纯现虚象者，又无一不赖补土以收全绩，而滋肺清润诸药，悉在禁例矣。

---

① 痨瘵：指具有传染性的慢性消耗性疾病，或称"肺痨"。
② 易老：即张元素，字洁古，金代易州（今河北省易县）人，中医易水学派创始人，因居易水河畔，后世尊称易老。著有《医学启源》《脏腑标本寒热虚实用药式》及《珍珠囊》等。
③ 式微：指事物由兴盛而衰落。《诗经·邶风·式微》："式微式微，胡不归。"
④ 迂曲：指迂回曲折，滞塞，不开通。

甘草

【**赵注**】补脾胃不足。

【**正义**】甘为土之正味，故甘草为补养脾胃主药。

人参

【**赵注**】益土生金，大补元气，

【**正义**】人参最富脂液，喜阴恶阳，故专补五脏之阴，不可谓其独益脾胃。且向来以为大补元气者，正以阴液旺而气自充，其实味厚气薄，万不可误认气药。自明以来，凡有作为补气阳分之药者，最不可解。赵氏此注，犹有俗见。

黄芪

【**赵注**】壮脾胃，补肺气。

【**正义**】芪皮最厚，而条理清疏，脂液独富，专补皮毛，益卫气，是温养肺家之主将，不必言甘以补脾，转觉迂远。

升麻

【**赵注**】参芪上行，须此引之。

【**正义**】升麻是升举脾胃清阳之药。唯气虚不运，脾阳下陷者，用以辅佐参、芪，升举大气，以助健运，始可作为补脾之药。其实已非补土之正将，若列之肺家药中，则肺以肃降为顺，殊非升提所宜。

山药

【**赵注**】入肺归脾，补其不足。

【**正义**】山药甘淡，得土气冲和之正，故为补土纯正之良药。

润燥

【**赵注**】补母是益肺之气，润燥是养肺之阴。金为火刑则燥，润燥不外泻火，泻实火则用苦寒，泻虚火则用甘寒。

【**正义**】肺脏柔脆，燥则耗液，果是燥火，自当甘寒润之，与泻实火之利用苦寒者大异。洁古以润燥列于虚证，辨析极清，是当与泻火清金二条，分别观之。

蛤蚧

【**赵注**】补肺益精，定喘止嗽。

【**正义**】蛤蚧为摄纳肾气，血肉有情之物，以治喘嗽。是肾家虚阳上扰，气火冲激之病，非能治肺有痰饮之喘嗽。盖肺之喘嗽，实证则是寒饮壅塞，虚证即是肾气上奔。洁古录此物于虚证类中，知摄纳肾气，即为肺虚喘嗽之不二法门。

阿胶

【**赵注**】清肺滋肾，润燥益阴。

【正义】阿胶滋养五脏阴液，而用济水伏流①，沉重之力，引入肝肾至阴之部，亦是摄纳肾气，不使浮阳冲激，故滋润肺家阴虚，亦能降逆定喘，而止燥咳，疗咯血。

麦冬

【赵注】清心润肺，强阴益精。

【正义】麦冬富有脂液，为补肺滋腻之厚味。果是肺有燥热，斯为润燥滋液之要药。

天冬

【赵注】清金降火，滋肾、润燥。

【正义】天冬润肺，其滋养助液，等于麦冬。而寒凉黏腻，则又过之，必燥甚火炽，舌红光滑，斯为及时之霖雨。

贝母

【赵注】泻火散结，润肺清痰。

【正义】川贝甘淡生津，润而不腻，虽治肺燥，而性最冲和②，力量薄而功效亦缓；象贝则苦寒清热，能化燥结之浊痰。

百合

【赵注】润肺安心，清热止嗽。

---

① 济水伏流：济水发源于河南省济源市王屋山上的太乙池，三隐三现，有支潜流经过东阿，此地取济水熬"阿胶"。"伏流"，即地下水。
② 冲和：淡泊平和。晋·袁宏《后汉纪·灵帝纪》："此子神气冲和，言合规矩，高才妙识，罕见其伦。"

【正义】百合苦寒而润，百瓣合拱中心，有如心肺包含之理。故专主肺心两脏燥热之病。

天花粉

【赵注】降火润燥，生津滑痰。

【正义】楼根甘寒微苦，滋肺胃津液，润燥即以清热。寿颐按：五脏液伤，皆有燥证，但心脾肝肾之燥，不露于外，识症殊是不易。凡口渴无津，咽喉干涸，舌无苔而质光滑枯涩者，皆肺胃之肺病①也。凡治燥渴之甘寒养液诸物，皆所以润肺胃之燥，如人参、沙参、石斛、葳蕤等类，药物不少，正不独洁古所述数味，但此类之中，多含黏腻之质，唯实是燥火，而干咳无痰者为宜。若肺热有痰，则二冬、二母、玉竹、阿胶之属，适以助其黏腻，增热有害，润燥无功，反致痰热胶固，牢结不解，所谓如油入面，不可复出。须知肺热夹痰者最多，而真是无痰之燥热甚鲜。此中是非，不可不辨，俗子②妄用滋润诸药于舌腻胸闷等症，无不造成劳瘵③，所见最夥④，伤心惨目，挽救末由⑤，那得不垂涕⑥一告。

---

① 肺病：《脏腑药式》作"燥证"。当从。

② 俗子：凡俗的人。

③ 劳瘵：病名。劳病之有传染性者。一作痨瘵。又名传尸劳、劳极、尸注、殗殜、鬼注。《济生方·劳瘵》："夫劳瘵一证，为人之大患，凡受此病者，传变不一，积年染疰，甚至灭门。"

④ 夥：多。

⑤ 末由：无方可遵，无章可循。末：通"莫"，没有。由：遵循。《论语·子罕》："如有所立，卓尔，虽欲从之，末由也已。"

⑥ 垂涕：落泪或流涕，指哭泣。

敛肺

【赵注】久嗽伤肺，其气散漫，或收而补之，或涣而降之。宜于内伤，外感禁用。

【正义】肺气虚馁①，自当固摄以收其溃散，古所谓短气少气者，皆肺之不足也；亦有肾气不摄，浮阳冲激而作咳，真水泛溢以为痰，有干咳无度者，亦有咳唾白沫。而舌光无苔者，皆非肺家之停痰积饮，亦必滋肾固涩，以摄纳元气。赵氏所谓收而补之，饮②而降之，即是此证。良由肾气上冲，假道于肺而为咳，敛肺即以摄肾，是为治虚之一大关键。而肺家自有痰饮，则舌腻胸闷，万不可误授此法。而赵氏所谓久咳伤肺，则久嗽者夹痰夹饮，亦正不鲜，与干咳之纯属气火上冲者有间，欲投收涩，尚宜审慎。

乌梅

【赵注】敛肺涩肠，清热止渴。

【正义】乌梅为酸收之主将，以治肺病虚咳，审证最宜真确。倘有感邪饮邪，无异一杯鸩毒③。赵注"止渴"二字，可为辨证要诀，唯其渴而能饮，则肺胃液耗，虚火上乘，涩敛宜矣。

粟壳

【赵注】敛肺涩肠，固肾止嗽。

---

① 虚馁：虚弱。馁，饥饿。

② 饮：《脏腑药式》作"敛"。当从。

③ 鸩毒：毒酒。鸩是一种毒鸟，相传以鸩毛或鸩粪置酒内有剧毒。

五味子

【赵注】收敛肺气，消嗽定喘。

五倍子

【赵注】敛肺降火，生津化痰。

【正义】此三物酸涩。虽视乌梅为少减，然性情正同，皆不可轻率误用。

白芍

【赵注】安脾肺，固腠理，收阴气，敛逆气。

【正义】白芍气味，虽号酸收，而实则酸味最薄。但纯阴沉降，能收摄肝脾肺肾涣散之阴气，降逆而固护脏真，厥功殊伟。

【补】诃子

【补曰】诃子固涩，保肺气以收摄真阴，最是肺虚要药。洁古列于泻火类中，似宜移入此类为允。

【正义】此类诸物，皆酸收涩敛之性。赵氏所谓外感禁用，最宜注意。但更有说焉，凡肺气虚馁之体，腠理不固，外感易侵，多有旧病新邪，猝难分辨，选药不慎，贻误滋多。亦与治痰饮咳嗽者，妄用酸涩，同一大害。唯小青龙治寒饮喘嗽，五味、姜、辛并列，辛与酸相引，则摄纳而不恋邪，斯又敛肺之别有作用，亦非纯虚之证，所可一例论也。

本热清之

【赵注】清热不外泻火润燥，前分虚实，此分标本寒热，意各有主，故药味亦多重出。

清金

【赵注】清金不外滋阴降火，甘寒苦寒，随虚实而用之。

【正义】本病即脏病，有热宜清，质言之，即前之所谓泻火耳。但前条为实火着想，则只有寒凉泄降之药。而此条以肺热着想，则有实热，亦有虚热，所以苦寒甘寒，错综并列。虽可选之药尚不止此，然所以分治虚实者，只此两途，触类旁通[①]，自寻门径[②]，斯得之矣。

黄芩

【赵注】苦入心，寒胜热。泻上焦中焦实火。

知母

【赵注】苦寒泻心。

---

① 触类旁通：掌握了某一事物的知识或规律，进而推知同类事物的知识或规律。出周·姬昌《周易·系辞上》："引而伸之，触类而长之，天下之能事毕矣。"触类，接触某一方面的事物。旁通，相互贯通。
② 门径：入门的路径。

栀子

【赵注】苦寒泻心肺邪热。

麦冬

【赵注】甘寒润肺。

天冬

【赵注】甘苦大寒，清金降火。

沙参

【赵注】甘寒补肺，滋五脏之阴。

紫菀

【赵注】润肺泻火，下气调中。

本寒温之

【赵注】金固畏火，而体本寒冷，过用清润，肺气反伤，故曰形寒饮冷则伤肺。

温肺

【赵注】土为金母，金恶燥而土恶湿。清肺太过，脾气先伤，则土不能生金，故温肺必先温脾胃，亦补母之义也。

【正义】肺脏柔脆，外寒乘之，则金凉；饮冷伤中，则金亦凉，是必温养以复其和煦之常。但温肺无专药，而肺气虚寒者，脾必承其敝，正以肺之与脾，子母相生。脾为湿土，喜燥恶湿；肺为燥金，喜润恶燥，性正相反，所以润肺太过，无不伤及脾土，而溏泄寒中之病生，是子虚及母，正犯脾家之所忌，故补肺之虚，必补土以生金。而肺气虚寒，亦必先温其脾胃，俾母气旺而余荫①及子。洁古此条，名为温肺，而多脾胃之药者，正是温养肺金之真旨，视庸俗之习用沙参、麦冬、五味，自谓补肺而不顾其后者，得失如何？

丁香

【赵注】辛温纯阳，泄肺温胃。

【正义】丁香是温胃之主药，赵氏谓之泄肺者，开泄肺家之寒气也。

藿香

【赵注】快气和中，开胃止呕，入手足太阴。

---

① 余荫：广大的树阴。比喻前辈留给子孙的德泽。余，剩下来的，多出来的。晋·陶潜《桃花源诗》："桑竹垂余荫，菽稷随时艺。"明·吴承恩《德寿齐荣颂》："况我二三门下承余荫而叼末光者，忝仕在近，能无激于衷哉！"

【正义】藿香是燥湿利气、醒脾健胃之专将。

款冬花

【赵注】辛温纯阳，温脾理气。

【正义】款冬花生寒水之中，隆冬着花，其有纯阳御寒之性，已可概见。又花皆轻扬，气清行上，为温肺之专药。

檀香

【赵注】调脾肺，利胸膈，引胃气上升。

【正义】檀香芬芳上行，而气又清冽不浊，虽亦温运脾土之主，而清扬上行，亦所以温养肺气。

白豆蔻

【赵注】温暖脾胃，为肺脏本药。

【正义】叩仁①醒脾通滞，是温燥中土主药。

益智仁

【赵注】温脾胃，补心肾。

【正气】益智温而能涩，中则为脾胃家快气健运之先导，下则能固摄肠滑。故上之亦以温养心肺，收耗散之虚。

砂仁

【赵注】和胃醒脾，补肺益肾。

---

① 叩仁：中药白豆蔻之别名。

【正义】砂仁温运，醒脾爽胃。与蔻仁同功，而燥烈较减，通滞行气，犹有和平景象。

糯米

【赵注】甘温，补脾肺虚寒。

【正义】糯米柔韧而黏，温和甘缓。含有涩敛性质。故滋补脾胃，以迟滞黏腻之质，固守中气，下则能固肠脱，上亦收摄心肺之虚。但呆钝有余，气机迟滞者，最为禁品。

百部

【赵注】甘苦微肺①，润肺杀虫。

【正义】百部温而能润，是为温肺正将。

【补】紫菀

【正义】紫菀色紫，苦辛微温。《本草经》：止咳逆上气，胸中寒热结气，是专通肺气，为血分中气药②，当移入此类中。

标寒散之

【赵注】不言标热者，肺主皮毛，邪气初入，则寒犹未化为热也。

【正义】寒气外侵，皮毛首当其冲，肺经标病，寒邪本是大宗③，

---

① 肺：《脏腑药式》作"温"。当从。

② 血分中气药：指既有活血又有理气作用的药物。

③ 大宗：事物的本源。《淮南子·原道训》："夫无形者，物之大祖也；无音者，声之大宗也。"高诱注："祖、宗，皆本也。"晋·葛洪《抱朴子·畅玄》："玄者，自然之始祖，而万殊之大宗也。"

然东南多风温风热之候，气由口鼻吸受，亦未始不先犯肺，且亦未始非皮毛先受其病。赵氏必谓在表无热邪，须待传变而寒始化热，则为太阳病言之，非为风热风温外感言之，今补标热一条于后。

解表

【赵注】表指皮毛。属太阳。入肌肤，则属阳明。入筋骨，则属少阳。此解肌解表和解，有浅深之不同也。

【正义】肺经之表，仅言皮毛可也，此不必征引《伤寒论》之太阳病，反觉两两含混，莫知适从。赵又谓入肌肤则属阳明，要知邪入阳明，亦先为在经之病，次为入腑。"肌肤"二字，不能赅括①。又补②入筋骨则属少阳，从古无此奇语，不知双湖何从悟入，怪僻不经③，何可为训④。

麻黄

【赵注】辛温发汗，肺家要药。

【正义】仲景麻黄汤，主伤寒恶寒无汗，谁不知是太阳病主将。然发太阳之表，即是开泄皮毛，麻黄质轻而清，中空不实，最能宣通肺气，开皮毛，而泄腠理，即所以泄肺之闭，故肺为寒束，鼻塞声重，咳嗽不扬，甚至瘖⑤不成声者，非麻黄不效。而肺气闭塞，肌肤浮肿者，亦宜以此通肺而调水道，洵是肺家主药。

---

① 赅括：概括、总括一切，完备。

② 补：《脏腑药式》作"谓"。宜参。

③ 怪僻不经：奇怪罕见而近乎荒诞。

④ 何可为训：岂可作为行为的准则或典范。训，法则，典范，教导，规范。

⑤ 瘖（yīn）：哑，不能出声，或失音。《说文解字》："瘖，不能言也。"《玉篇·疒部》："瘖，哑不能言。"另，古籍中"瘖"与"喑"字，音义皆同。

葱白

【赵注】外实中空，肺之药也。发汗解肌，通上下阳气。

【正义】色白气辛，通阳达表，是开通肺闭而直透皮毛者。

紫苏

【赵注】发表散寒，祛风定喘。

【正义】苏叶辛温芳香，其体轻扬，其气甚烈，故能上行至高，宣肺滞，外达腠理，散寒邪。若曰气喘降气，则抑肺气以下行为顺，皆苏梗、苏子之效力矣。

【补正】外泄皮毛风寒，而内开肺家闭塞者，非辛温升发，气味轻清，不能直达病所。洁古所举三物，是其例也。此外则有防风，专于祛风而亦微温，又是辛散皮毛主药。近有胖大海，见于赵恕轩①《纲目拾遗》，其质极轻，沸汤渍之，四散发扬，可征其疏达之力最捷，而性亦温通，当于此条下补此二物。

【补正】标热疏之。

【补曰】风热之邪，亦由皮毛而入，肺经受之，亦为咳嗽鼻窒，亦使声音不扬。但是热气壅塞，喉中鼻中，自觉烘热，此宜辛凉疏泄，以宣肺郁而开皮毛，用药与古人之麻桂羌防，大有区别。是宜补此一条，以拾洁古之遗。以备及时之用。

【补】桑叶

【补曰】桑叶纹理疏朗，而气轻味薄，清芬凉爽。合于肺金清

---

① 赵恕轩：即赵学敏，字恕轩，号依吉，钱塘（今浙江杭州）人，清代名医。著有《本草纲目拾遗》《串雅内外编》。

肃之令，能通皮毛而泄风透热，是为疏解风热之清灵妙品。

【补】牛蒡子

【补曰】牛蒡辛凉。疏解皮毛风热，而通肺气。又颗粒坚实，则重坠下行，亦顺肺金右降之令，能通大腑，使肺家蕴热下移，从大肠而泄，故大便不实者禁之，而温热感证不忌，以地道①既通，即为邪热辟一出路也。

【补】白蒺藜

【补曰】蒺藜子古称定风息火，白者亦名刺蒺藜，尤为轻扬。则泄散在表之风热。

大肠

大肠属金。主变化，为传送之官。

【正义】大肠属手阳明经，与肺手太阴经，相为表里，故肺气通于大肠。主变化者，饮食入胃，传至大肠，虽已输精行气，只留渣滓，然食物精华，犹有存者，大肠亦能分泌之以生精液，故职虽专司传送，而亦有变化精微之作用。迨传送至直肠，则专以排泄潴秽②矣。

本病

【正义】此言大肠在腑之病。

---

① 地道：此指大肠。
② 潴秽：此作粪汁。潴，液体聚集停留。秽，肮脏。

大便秘结

【正义】六腑以流通为专者，大肠导达渣滓，尤不可积滞不通，失地道下行之顺。

泄痢下血

【正义】痢即利字之孳生，亦以滑利通利为义。此之泄利，以泄泻言，非如晚近俗见[①]，称滞下为痢疾可比，与下文里急后重，各是一证，分别言之，其旨甚显。泄利及下血，皆大肠无固摄之权，有开无阖之病。唯下血亦有因于内痔者，宜分别论治。

里急后重

【正义】此古之所谓肠澼，今之所谓滞下，欲下而窒滞不爽，在里则急急欲便，而后之魄门[②]，重滞不通，此肠有辟积使然，固大肠在腑之病也。

疝痔、脱肛

【正义】疝痔，今谓之痔疮。在肛内者曰内痔，在肛外者曰外痔，皆有形之疡患，故曰疝痔。皆湿热壅于大肠使然，故属于腑病。脱肛是肛门下坠，脱突在外，有虚实两候，实者湿与热壅，

---

① 晚近俗见：近世浅陋的见识。晚近：近世。通常指从1840年鸦片战争到1949年中华人民共和国成立这段时间。俗见：一般俗人的见解；浅陋的见识。

② 魄门：指肛门。

大便艰难，因努责而脱①，治宜清导；虚者脾胃清阳下陷，大便滑爽，气不能摄，治宜补涩，亦宜升清。

肠鸣而痛

【正义】肠鸣有湿阻，有气虚。痛亦有湿热、有气滞，皆有虚实寒热之不同。虽宜分别论治，然为在腑之病则一也。以上诸证，皆《经脉篇》所无。盖《经脉篇》本条所载诸证，固皆经络为病，无本腑病也。

【赵注】以上诸证，或虚或实，或热或寒，皆本腑之病。

标病

【正义】此言手阳明经络为病。

齿痛，喉痹②，口干，咽中为梗

【赵注】咽非本经，脉入缺盆，循胃脉外，近于咽。

【正义】手阳明之脉，从缺盆直上至颈，贯颊，下入齿中，故阳明经受病，则齿为之痛，口为之干，喉为之痹，咽为之梗。

【考正】下入齿中，今本《灵枢》作入下齿中，兹据《甲乙经》校正。盖既由颈贯颊，则经脉已上行至颊，在齿之上。曰下

---

① 努责而脱：努责，指大便或分娩时腹部用力。形容某些肠道和肛门的疾病，便意频繁，但却排不出大便的现象，多因邪滞气虚所致。脱，脱肛。肛门失禁而脱。

② 喉痹：中医病证名。以咽部红肿疼痛，或干燥、异物感，或咽痒不适，吞咽不利等为主要临床表现的疾病。

入齿中者，言其由颊下行也，是不分上齿与下齿，故是动则病齿痛。《甲乙》①《脉经》②《千金》③等书，皆不言下齿痛，是其明证。若如《灵枢》作入下齿中，则脉仅行入下齿，亦当明言下齿痛，方有分别，是一字倒置，而部位大异，不可不正。仿宋本王注《素问》四卷十五页阳明终者节注文亦作"下入齿中"，又其一证，则仿宋《素问》一卷四页阳明脉衰节注文，作"入下齿缝中"，而《脉经》《千金》诸本同之，皆是误字，盖沿误固已久矣。又直上至颈贯颊，今《灵枢》无"直"字、"至"字。兹从《甲乙经》及《千金》补。寿颐按：《灵枢》成于王启玄之手，王注《素问》，始引《灵枢》，是其明证。杭世骏④《道古堂集》中《灵枢》跋语⑤，已有此说，实即从《甲乙经》录出，而行世已极晚，南宋史崧⑥始传之，又未经林亿等校正，故错误极多，以《甲乙》《脉经》等书校之，多他本为长。寿颐所引《灵枢》，多称《甲乙》，从其朔也。

鼻衄⑦

【正义】手阳明脉，上夹鼻孔，终于迎香。

---

① 《甲乙》：即《黄帝三部针灸甲乙经》，简称《针灸甲乙经》《甲乙经》。晋·皇甫谧以《素问》《针经》（《灵枢》古名）《明堂孔穴针灸治要》三部书为基础，分类合编而成的针灸类书。也是我国现存最早的针灸学著作，具有重要价值。
② 《脉经》：最早的脉学专著。西晋太医令王熙（字叔和，山西高平人）著。
③ 《千金》：方书。即《备急千金要方》简称，亦称《千金》。唐代名医孙思邈撰，三十卷。
④ 杭世骏：字大宗，号堇浦，又号秦亭老民，清仁和（今杭州）人。著有《史记疏证》《汉书疏证》。
⑤ 跋语：跋，与"序"相对，是写在书籍、文章、金石拓片等后面的短文，内容大多属于评价、鉴定、考释之类。
⑥ 史崧：南宋成都人，校勘注释家藏《灵枢》，使之得以流传。
⑦ 鼻衄：鼻出血。是鼻腔疾病的常见症状之一，也可由全身疾病引起。

目黄

【正义】手足阳明之热。

手大指次指痛

【正义】本经所过之部。《经脉篇》作大指次指痛不用。

宿食^①发热

【赵注】宿食在内，发热在外，故为标病。

【正义】宿食不消，大肠亦当分任其责，以食物下行入肠，肠亦有消化力也。然是腑病，依洁古之例，不当列入经络之标病中。若曰因宿食而发热，亦非宿食应有之证。据《甲乙》经文，气盛有余，则当脉所过者热肿，虚则寒栗^②，是言经络之气，盛则为热、为肿；虚则为寒、为栗，而无宿食一证。洁古此书，叙十二经络腑脏诸病，大旨多与《甲乙》符合。则此条突出"宿食"二字，殊为蛇足^③。其发热一证，盖即盛则热肿之意，则当联属下文寒栗读之。赵双湖注以"宿食发热"四字，联为一气，殊非洁古之意。

---

① 宿食：中医病证名。积食之症。又名宿滞。多因饮食停积肠胃，滞而不化，症见脘腹胀痛，恶心厌食，嗳腐吞酸等。出《金匮要略·腹满寒疝宿食病脉证治第十》："问曰：人病有宿食，何以别之？师曰：寸口脉浮而大，按之反涩，尺中亦微而涩，故知有宿食。当下之，宜大承气汤。"

② 寒栗：即振寒。因寒冷而打冷战，或皮肤因冷战起粟粒状鸡皮疙瘩。多属阴寒盛而卫阳虚，阳虚则外寒。

③ 殊为蛇足：犹画蛇添足。比喻多此一举。

寒栗

【正义】《甲乙经》之《经脉篇》，言气盛有余，则当脉所过者热肿，虚则寒栗，以经气之盛衰，发为热肿寒栗之证，皆以本经所过之部位为定，非泛言遍身之热肿寒栗，经文极为明了。洁古节去经文"气盛气虚"两层，又无"脉所过者"四字，则发热寒栗，竟是遍身之寒热，大失经旨，抑或[①]传写有脱佚讹误耶？

【补正】颊肿

【补曰】颊是本经所过之部。据《甲乙·经脉篇》，当补此一证，《灵枢》《千金》则作"颈肿"。

【补正】肩前臑[②]痛

【补曰】亦本经所过之部，《甲乙》《灵枢》诸书，皆有此一证，是当补也。

肠实泻之

【赵注】大肠主出糟粕。邪气有余，壅滞不通，则为害[③]，故用泻。下分两法。

【正义】六腑以通为职，况大肠职司传送，尤以通行为顺。热邪留滞，或气结不宣，则传导失职，而糟粕不通，是为实证，非泻不可。泻大肠者，无能[④]泻其热结，与通其气滞而已，故下分热

---

① 抑或：或者。

② 臑（nào 闹）：上肢。

③ 害：《脏腑药式》作"实"。当从。

④ 能：《脏腑药式》作"非"。当从。

与气两途。虽亦有津液不足，或气虚不行，因而便秘者，虽是实结，确有燥矢^①，亦不得轻用荡涤之法，更当与下文补虚诸条中求之，固不在实证泻之之例。

热

【赵注】热结于肠，大便不通，寒以下之。

大黄

【赵注】荡涤肠胃，下燥结，去瘀热。

【正义】大黄苦寒，气味俱厚，破结涤热，直达下焦，而一过无余，泻去滓秽，二三行自止，绝无后患，号称将军者，譬犹王者之师，专除寇盗而不扰良民，是为泄热队中，堂堂之陈，正正之旗^②。

芒硝

【赵注】润燥软坚，荡涤实热。

【正义】芒硝咸寒，咸能软坚，燥矢凝结，坚如弹丸者，但用大黄，则燥矢下达直肠，而块坚形巨，急不得出，唯与芒硝偕行，则结者化溏，始能畅下。后人用提炼之法，去其污垢，是为玄明

---

① 燥矢：指干燥硬结的粪便。矢，通"屎"。《左传》："杀而埋之马矢之中。"
② 堂堂之陈，正正之旗：形容阵容盛壮整齐。出《孙子·军争》："无邀正正之旗，勿击堂堂之陈，此治变者也。"邀，迎击、截击。正正，整齐的样子。堂堂，壮盛的样子。此喻大黄下燥结、去瘀热的功能强大。

粉；今西法别用化学制成者，名镁磺养^①，性质皆同，尤为纯净。凡大肠热结，大便不爽，令人减食者，尤为和平，功用确在大黄之上。

芫花

【**赵注**】荡涤留癖饮食，寒热邪气。

【**正义**】芫花、大戟、甘遂，仲景之十枣汤也，皆逐水通肠峻利之品，治痰饮停积，气实能胜之人，始可用之，仲圣必以肥枣煮汤，保护脾胃，则药力之猛，自可想见，视大黄、玄明粉之过而不留者远矣。

牵牛

【**赵注**】泻气分湿热，通大肠气闭。

【**正义**】牵牛亦逐水通肠之猛将，与芫花、甘遂等无异。赵氏但谓其泻气分，殊不确当。

郁李仁

【**赵注**】下气行水，破血润燥。

【**正义**】郁李仁滑利通肠，导达滓秽，泄热下气，而不伤于正，尚属平和之药。但市肆^②中多用郁李核，只有硬壳，中空无物，以入煎剂，毫不获效。必去壳用仁，始能有功。近人定方，必书明"郁李仁肉"四字。良有以也。

---

① 镁磺养：现名"硫酸钠"。

② 市肆：指市场、市中店铺等。

石膏

【赵注】清热降火。

【正义】石膏专清胃腑蕴热，唯胃热下泄，则二肠同得其清，是亦可谓大肠泄火剂也。

巴豆

【赵注】开窍宣滞，斩关夺门。

【正义】巴豆大热大毒，荡涤肠胃，搜削脂膏，非常猛厉，且大泻大①余，留热不去，为害甚剧，苟②非寒实大结，不可轻试。何意洁古列于泻热条中，殊不可解。唯肠胃闭塞不通，固自有寒实一证，药为病设，亦不可因噎废食③，缺此一法。《伤寒论》有三物白散，《金匮》有备急丸，皆是邃古④遗传，医家规范。但此物大毒，尤在油质，古人熬黑，犹未尽善，今则纸包重压，去油成霜，峻厉稍减。京都有通治小儿百病之万应散，即此物和朱砂等份为之，每服只一二厘，颇有近功，原以小儿之病，无非停食生热，于法当泻，而所服甚少，则幼孩亦易服饮，自不致大伤正气，心思甚巧，宋人钱仲阳⑤幼科圣手，而《小儿药证直诀》中用此药者不少，固已先有其例矣。

---

① 大：《脏腑药式》作"之"。当从。

② 苟：假如。

③ 因噎废食：因为怕噎死，而不再吃东西。比喻曾经出过差错，唯恐再错而不去做该做的事。此喻不可因惧怕巴豆大热大毒，而不敢放手使用。

④ 邃（suì岁）古：远古。

⑤ 钱仲阳：即钱乙，字仲阳，东平郓州（今山东郓城县）人，祖籍钱塘（今浙江杭州），北宋儿科名医。著有《小儿药证直诀》《伤寒论发微》《婴孺论》。

【补曰】大肠泻热之药，不仅上列数物，如麻仁、柏子仁、瓜蒌仁等，为润肠通腑之轻剂；芦荟为苦寒泄热之重剂；大戟、甘遂、商陆等，为消癖逐水之毒剂，又如芩、连、川柏、龙胆草、胡黄连等，虽非荡涤渣滓之药，然苦寒直下，均是清理肠热之主宰；余如地榆、柏叶、玄参、知母等物，清降润肠，亦无非为燥金实热设法。以此知洁古专就荡涤着墨①者，犹只为一端②言之也。今西学之通肠泄热，多用蓖麻子油，滑润虽佳，泄热不足，又有番泻叶（亦名地萱草）则通泄甚捷，而逐水不能去滓，皆不如旧学③之分别证情，随宜选药为允④。更有燕氏之所谓补丸，韦廉士之所谓清导丸等，近今出品，名目日繁，功效固捷，亦无太过之弊。然按之实际，仍即芦荟、皂荚之属，不过改头换面，求其新颖，无他奇巧，不足征也。

气

【赵注】气塞则壅，行气破气，则滞自下。

【正义】大肠之所以窒塞不通者，虽有热结实结之分，然其源皆由于气滞不宣，而后为壅，但攻其结，不理其气，甚且有愈攻愈窒，反不能自下者，则大气不行。而重坠猛压，适以捣渣滓为坚块，闭塞隧道，而更不可通。所以泄热破结，皆须以气药为之先导，相辅而行，则气机流通，而实热均化。且有仅为行气，无事攻破，而滓秽自去者。更有虚人、老人，不胜峻剂攻击，而只宜

---

① 着墨：用笔墨来叙述描述。犹着笔。

② 一端：指事情的一点或一个方面。

③ 旧学：指我国未受近代西方文化影响前固有的学术。此处作"中医"。

④ 为允：得当。

于运行气化者，此拨动其机括^①，而功力自有可观。较之专宗子和^②一流者，岂非王道霸术^③，治理不同，而利弊随之，效果自异耶！

枳壳

【**赵注**】破气行痰，消痞胀，疏肠胃。

【**正义**】枳壳、枳实，皆行气之主将，力量颇雄。以治下焦，宜用枳实，攻坚陷阵，亦非仅佐使之材。

木香

【**赵注**】泄肺气，实大肠，治泻利后重。

【**正义**】木香气味皆浓，是运行气滞，最为灵通之妙药，双湖泄肺入肠二句，太不可解，岂有宣通者而反为实肠之理。要之，木香能降能升，彻上彻下，以治大肠，则通滞气，举下陷，固专治里急后重之无上神丹也。

陈皮

【**赵注**】理气燥湿，下气消痰。

【**正义**】陈皮固亦通调上下之良药。然治下焦气分，则青皮沉重，其味较厚，尤为专品。

---

① 机括：亦作"机栝"。弩上发矢的机件。喻治事的权柄或事物的关键。
② 子和：即张从正，字子和，号戴人，金代睢州考城（今河南省兰考县）人，金元四大家之一。著有《儒门事亲》。
③ 王道霸术：王道是与霸道相对的。孟子说："以力假仁者霸，以德行仁者王。"以力服人和以理服人，是两者的根本区别。

槟榔

【赵注】泻气行痰，攻坚去胀，治大便气秘。

【正义】槟榔质重下行，消食通滞，亦能泄大肠之闭塞。然气力虽雄，而味颇涩，则消导而不嫌于峻利，故为食积痰凝，及赤白滞下之要药。

【补】厚朴

【补曰】厚朴通滞气，达三焦。虽非大肠专药，而气味皆厚，破结有余。承气汤必以枳朴为硝黄之先导，是固气分药中之一员主将也。

【补】乌药

【补曰】乌药亦三焦通滞之妙品。气疏以达，味轻而清，流动是其专长，而无燥烈伤津之弊，乃行气药中之极和平者，唯其儒将风流[1]，不动声色，而令出唯行，奏功甚捷，所以可贵。

【补】大腹皮

【补曰】大腹皮质地虽轻，而气疏以达，开泄下焦气滞。宣导湿热，禀海南子之余气[2]，轻清流利，威而不猛，勿以微贱忽之。

肠虚补之

【赵注】大肠多气少血，气血不足，则虚，故用补。下分五法。

---

[1] 儒将风流：文采武功都很出色的将领。出自唐·薛能《清河泛舟》诗："儒将不须夸郄縠，未闻诗句解风流。"

[2] 禀海南子之余气：指大腹皮功似槟榔。大腹皮又名槟榔衣。槟榔是中国四大南药之一，海南是其主要产区。海南子，槟榔的别名。余气，谓留下一点儿气息。

【正义】诸腑主化物而不藏，以运输为专职，宜于流动不滞，功在走而不在守。昔人谓六腑以通为补，故二肠、膀胱，极少补药，况大肠为传导之官，尤以通泄潆秒为主，似更无补涩之理。然苟其滑泄不已，固摄无权，未始非肠虚为病，则脱者固之，陷者举之，苦以坚之，涩以收之，皆是补肠之正法。赵氏谓气血不足为虚，殊嫌泛而不切。

气

【赵注】补气不外下文升阳、除湿二法。此所谓气，疑指风言。盖风为阳气，善行空窍，风气入肠，则为肠鸣泄泻诸症。故药只举皂荚一味，正以其入肠而搜风也。

【正义】大肠气虚，无非下文脱陷二层。洁古既有脱陷专条，则气虚一证，即已不能独立。赵注虽添出肠风一议，别开生面，要亦①节外生枝，全非本题应有之义。纵使风入肠中，或为肠鸣飧泄②，或为扰营下血，亦是下文燥、湿、脱、陷四者之一，必无拔戟自成一队③之理。况所用之药，皂荚一味，太不近情，亦岂能治肠风，终是莫明其妙，与其如涂附④，拟不于伦⑤，毋宁付

---

① 要亦：《脏腑药式》作"亦是"。义长。

② 飧泄：又名飧泻、水谷痢。以泻下完谷不化为特征。《圣济总录》："夕食谓之飧。以食之难化者，尤在于夕，故食不化而泄出，则谓之飧泄。此俗所谓水谷痢也。"

③ 拔戟自成一队：谓自成一队独当一面。比喻别具一格。语出《左传·襄公十年》："狄虒弥建大车之轮而蒙之以甲，以为橹，左执之，右拔戟，以成一队。"

④ 涂附：犹言拼凑；牵强附会；随意篡改。

⑤ 拟不于伦：不以同类或同等事物来比拟。指比拟失当。西汉·戴圣《礼记·曲礼下》："拟人必于其伦。"拟，比拟。伦，同类。

辟疑①，存而不论。

皂荚

【赵注】辛温性燥，入肺、大肠，搜风除湿。

【正义】此条以补气为主义，而药乃是皂荚之滑泄峻厉，善于荡涤者，去题万里，百思而不得其解。盖此物刮垢涤腻，其力最猛，辛燥走窜，直可无坚不破，无积不消；耗气伤津，较之朴、枳、硝、黄、牵牛、遂、戟，殆又倍蓰②，若竟谓之补气，恐执途人而问之，亦必有不肯赞同者。而谓洁古竟北辙南辕，至于此极，宁不可怪？此条或是传写之讹。赵氏虽以搜风除湿，强为比附，终与补气正义，渺不相涉③。试揣易老列气之一条于补虚门中，盖必指大肠之气机窒塞者言之，则凡青皮、乌药、木香、枳实、厚朴、苏梗等，芬芳流动，宣通下焦之药，无一不可疏导大肠之气滞，拨动机括，而助其运行，亦未尝不可指为大肠补气之用。虽曰皆以宣导见长，仍与上文"肠实泻之"无甚区别，亦非"补"字正旨。然究竟补肠之气，本无专药，则以通为补，尚无大谬，且行气之药，重用之则为攻克，轻用之即所以斡旋气机，只在临证之时，审其权宜，而知所进退，其理本是并行而不悖，不较之以皂荚为补气者，稍为近情也耶！

---

① 辟疑：《脏腑药式》作"阙疑"。义长当从。阙疑，对疑惑不解的东西不妄加评论。把疑难问题留着，不做主观推论；存疑。阙：空置、搁置。

② 倍蓰（xǐ喜）：亦作"倍屣"。"倍徙"。谓数倍。倍，一倍；蓰，五倍。《孟子·滕文公上》："夫物之不齐，物之情也。或相倍蓰，或相什百，或相千万。"

③ 渺不相涉：相距甚远，毫不相干。

燥

【赵注】燥属血分，金被火伤，则血液枯燥，养血所以润燥也。

【正义】大肠燥结，有实有虚。实证是火炽而液干，虚证是津枯而秘涩，故治热盛之燥，则清火即以除其源，虽与苦寒，皆无所畏。而治津枯之燥，非养血不能培其本，但知柔润，反种祸胎。虽曰邪热盛时，津液必耗，证自有相因而至者，然病源不同，各有所主，用药不可不求其本，而作一例观也。洁古本条，选药无多，然导瘀生血，滑利滋阴，麕至踵集[①]，虽皆含有柔润之性，而主治各有所归，欲使学者分别观之，择其所宜，以类相求，自得门径。而赵氏徒以"金被火伤，养血润燥"作通套语，失其旨矣。

桃仁

【赵注】行血润燥，通大肠气秘。

【正义】桃仁润肠，入血行血，有去瘀生新之力，热盛血瘀者宜之。

麻仁

【赵注】润燥滑肠。

【正义】麻仁柔滑，而亦导滞。燥热便秘，欲介而不能行者宜

---

① 麕至踵集：成群而来。南朝宋·颜延之《皇太子释奠会作》："怀仁憬集，抱智麕至。"踵，本义是指足踵，脚后跟。引申为跟随、至、到等义。此喻药物种类齐全，功能全面。

之。然攻坚之力量甚薄，不能通泄实结，非专阃①之材。

杏仁

【赵注】润燥消积，通大肠气秘。

【正义】杏仁泄肺降气，则清肃之令下行，而通肠消积，脏腑贯通，所谓下病治上，不仅以滑润专长。

地黄

【赵注】泻丙火，清燥全②，补阴凉血。

【正义】地黄味厚，本乎地者亲下③，脂膏富有，滋肝脾肾之阴，而养血润燥。邪热盛者用鲜地，燥热而液虚者用干地。唯熟地最滞，奏功更缓，非胃醒安谷，徐图④调复之证，不必选用此迟滞之质。

乳香

【赵注】消气活血，通十二经。

【正义】乳香、没药，本是树木膏脂，自有润泽之义，气虽芬芳，而质极黏滞，疏肝健运，通行经络，以气胜也，但是丸散之

---

① 专阃（kǔn 捆）：本义指将帅专主京城外权事。《史记·冯唐列传》："阃以内者，寡人制之；阃以外者，将军制之。"此喻麻仁非攻坚通泄大肠实结的专属药物。

② 全：《脏腑药式》作"金"。当从。

③ 本乎地者亲下：草木的根明显地喜欢向下。

④ 徐图：慢慢地从容地谋划（做某事）。

料。若入煎剂，腻浊异常，殊难适口，观古方自有区别，而近今则无人知此义也。

松子

【赵注】通大便虚秘。

【正义】松子味甘气芳，油质最富，润肠妙品。

当归

【赵注】补血润燥，滑大肠。

【正义】当归富有脂液，而气味俱厚，血中气药，补中能行，故为生血活血之主剂，借作润肠，是以养血生津培其本者。

肉苁蓉

【赵注】补津血，滑大肠。

【正义】苁蓉本为肾家生津益液之主药，温而润泽，故能通肠。但市肆中皆以盐渍，本质已变咸降，化温和而为咸寒，所以滑肠效力，于今益验。

【补】角胡麻　油麻　蓖麻

【补曰】胡麻、油麻、蓖麻，皆是多脂，以润肠燥，呈功俱捷，正以性情效用，同于麻仁，故皆得麻名。而胡麻兼能潜息风阳；油麻尤以黑皮绿肉者，最为佳种，则入肝肾，滋阴生血，尤有同气相求之妙；蓖麻则向来医书，认为毒药，然人多种之，炒食芳香，等于果子①，未见其害，西学家即以蓖麻子油，为内服润肠通用药品，知古书之不可信矣。

湿

【赵注】土为金母，脾虚湿胜，则水谷不分，下渗于大肠，而为泄泻。燥脾中之湿，所以补母也。

【正义】大肠受湿，多为泄泻，亦为滞下。唯肠是传送之官，为泄为滞，皆由上源传送而来，非本腑为病，良由脾土既困，健运失司，清浊混淆，而大肠乃承其敝。故治大肠之湿，无不以治脾为先务，恰好脾为湿土，肠属燥金，唯土生金，正与古人虚则补母之说，比附巧合。盖治脾者，助其健运，以清根本，非补母之通套议论所能发明此中精义也。唯湿流大肠，有湿热、湿寒之别，即治法有清理、温理之分。泄利为滑，有湿热，亦有湿寒，滞下为积，多湿热，而少湿寒。洁古选药，尚未兼到。赵氏专就泄泻着想，亦漏略滞下一层，兹姑②补数药于后，以备大法。

白术

【赵注】补脾燥湿。

【正义】白术多脂，而气味芳香，专补脾阴，流动不滞，助大气之旋运，是以气胜者，故能升清而燥湿，补脾即所以厚肠，能举下陷之气滞。

---

① 果子：点心。
② 兹姑：兹，现在，此时。姑，暂且。

苍术

【**赵注**】燥胃强脾，除湿散郁。

【**正义**】苍术气味，视白术尤烈，质又空松，则运动之性更速，最能燥脾健胃，振刷清阳。夏秋之交，湿土卑监[①]，纳谷不醒，怠倦无力，舌苔黄白厚腻者，非此不可。而湿流大肠，泄利滞下，传送失职者，亦唯此最能升清导浊，鼓舞气机。

半夏

【**赵注**】和胃健脾，除湿化痰。

【**正义**】半夏亦脾胃家燥湿健运之专药。痰以湿为源，化痰一义，实即从燥湿而来。

硫黄

【**赵注**】大热纯阳，而疏利大肠，治老人虚秘。

【**正义**】硫黄温燥，而性极滑，能走不能守，又系矿质，沉重下坠，流动有余，故得硫名。寒湿凝化而积滞不通者宜之。专治虚寒之便秘，此燥药之别开生面者。唯土硫黄质不纯洁，气亦恶

---

① 卑监：五运主岁中土运不及的名称。《素问·五常政大论》："其不及奈何？……土曰卑监。"王冰注："土虽卑少，犹监万物之生化也。"

劣。舶来^①者佳，经过化学提炼者是也。

【补曰】大肠为胃之下流，脾胃属土，润则为柔和之土，万物孳生；燥则为沙漠之扬而不毛矣。然积湿即成泽国，洼下^②潴秽，徒以藏垢纳污，而肠则承其敝，故大肠不自生湿，皆受脾胃之湿而为病。则治大肠之湿者，只须醒脾健胃而有余，双湖谓是补母，确是治肠之妙蕴。其湿热下注而为泄泻者，则理气健运而分利之，如平胃、四苓、二妙之类皆是脾胃气虚，湿阻水泄，参苓白术散最佳；其湿寒不化而滑泄者，则温养燠㤽^③而固摄之，如理中、砂仁、蔻仁、益智仁之类皆是；其湿热之滞下，则肠中自有辟积，非疏通开泄，不能为功，则枳、朴、槟榔，破滞即以逐湿；而泄泻滞下之腹痛者，又皆气滞湿阻，则唯疏达气机，而湿自行，如香附、木、藿、佩兰、青、陈、乌药、腹皮之流，又皆开结宣通之妙用，虽为气病而设，亦何一非湿家之神秘；而又有湿热甚炽者，则宜芩、连、栀、柏；湿寒交结者，则宜附、桂、姜、萸，虽当于下文本热本寒条中求之，然亦未始非理湿家必需之品也。

陷

【赵注】清气在下，则生飧泄，胃中清阳之气，陷入下焦，升而举之。如补中益气、升阳除湿之法是也。

【正义】清阳之气，陷入下焦，而大便滑泄，实是中州大气不

① 舶（bó 薄）来：通过航船从国外进口。引申为国外的东西，即从外国传入本国的意识、物品、语言等等。可以是一种文化，也可以是本国没有，从外国引进来的东西或技术。舶：巨船，大船。
② 洼下：低下。
③ 燠㤽：乃温和之意。燠：暖，热。《说文解字》："燠，热在中也。"《集韵》："㤽，和也。"

振，输化无权，责在脾而不在胃，李东垣毕生事业，唯此独得妙蕴。

升麻

【赵注】升阳气于至阴，引甘温药上行。

【正义】升麻轻扬，升清之力最迅，然只是偏裨之将[1]，向导之官，非有大军继之，则一鼓作气，却无实力。赵注谓引药上行，是其专职，此东垣益气升阳诸方，所以不可无参、芪、归、术也。

葛根

【赵注】轻扬升发，能鼓胃气上行。

【正义】葛根益胃之阴，而鼓舞胃家气化，升腾之性极猛，然胃气以下行为顺，苟非脾阳下陷之证，则激而上行，必有引呕扰动之弊。

【补曰】陷者举之，非升提其气，不能振动清阳，升、葛固是举陷之神品，但气清有余，而实力不逮[2]，非得填补脾土之主将，则坤道[3]不厚，仍不能载，必赖参、术、薯蓣[4]诸物，然后为功。而黄芪得土之正色正味，气清上行，其味较厚，尤为升清之要药，余如香、砂、蔻、藿、陈皮之属，芳香鼓舞，振刷脾阳，流动灵通，而皆含有温养升清之性，收效亦捷，未始非举陷之辅佐材也。

---

① 偏裨之将：偏将，裨将。将佐的通称。

② 不逮（dǎi 歹）：比不上；不及。

③ 坤道：谓大地的属性，出自《周易·坤》。

④ 薯蓣：中药山药的正名。

脱

【赵注】下陷不已，至于滑脱，涩上①止之，所以收敛正气也。

【正义】大肠滑脱，多虚甚之证，如泄泻不止，及久痢脱肛。但论其标，自当以固涩为急；而论其本，则无一非脾肾之脏病，故培土升清，温纳补肾，尤其当务之急，仅投涩剂无益。而脱肛一证，亦有湿热胶结，大腑秘塞，努力而脱者，则反是实证，必不可误投涩药，此则临证之时，自当消息求之，非耳食之学，所可率尔操觚②也。

龙骨

【赵注】涩肠固精。

【正义】龙骨粘舌，涩敛最佳，沉重下行，故为收摄下元③之主将。

白垩④

【赵注】涩肠止利。

【正义】白垩是土之燥而涩者，其性温煦，故能止虚寒滑脱

① 上：《脏腑药式》作"以"。
② 率尔操觚：指不经思索，挥笔成文。率尔，不经思索，随意地。觚，古人用来书写的木简。操觚，指作文。原形容文思敏捷，后指没有慎重考虑，轻率地写。晋·陆机《文赋》："或操觚以率尔，或含毫而邈然。"
③ 下元：指肾气。
④ 白垩：又称白土粉、白土子、白埴土、白善、白墡、白垾。是一种微细的碳酸钙的沉积物，是方解石的变种。

之久泄。

诃子

【**赵注**】收脱止泻，涩肠敛肺。

【**正义**】诃子是气分之涩药，上之能收摄肺气之涣散，故下亦固涩肠脱。

粟壳

【**赵注**】敛肺涩肠。

【**正义**】粟壳大收，能并五脏之阴阳气血而结涩之，故熬为阿片，久贻①毒害。今且悬为厉禁②，然果作药品用之，断推固摄滑脱之神剂。

乌梅

【**赵注**】敛肺涩肠。

白矾

【**赵注**】味涩而收，燥湿止血。

---

① 久贻：永久遗留。

② 悬为厉禁：指公开严厉禁止。悬：公开揭示。

赤石脂

【赵注】收湿止血，固大小肠。寿颐按：湿当作涩。周本作湿，似误。若以收湿言，则外症外治之功用，殊非固肠本义。

禹余粮

【赵注】重涩固下。

【正义】石脂余粮，皆土质之黏滞者，性重达下，与白垩同功，以治泄利滑脱，炉底填塞，皆有温和作用。

石榴皮

【赵注】涩肠止泄。

【正义】榴皮酸涩，其味最厚，故专入下焦，固摄肠脱。

【补】益智仁

【补曰】智仁温而能涩，有升举摄纳之功，故主治下元滑脱。

【补】秦皮

【补曰】秦皮，清热中有收涩之性，故治热痢之虚者为宜，而湿热滞下勿用。

【补】牡蛎

【补曰】牡蛎有天然粉质，其力极黏，而性又沉重，故涩肠而止虚脱，是其专职。但味酸寒，虚寒之证，必兼用温药辅之。

本热寒之

【赵注】大肠属金，恶火。肺火下移于大肠，每多无形之热，故宜寒之。

清热

【赵注】实热则泻，虚热则清，前言其实，此言其虚，省文也。

【正义】热之甚者，非泻不可；热之轻者，清之足矣。此条与前之泻热，其理本通，但前以邪热言，则泻火以去实，自然苦寒荡涤，皆在其中。此以本病言，则清火以养正，但取清泄退热，无俟①峻攻。但苟是有热可清，尚非虚证。赵氏虚热一层，殊嫌添设。盖果属虚热，别有滋养补益之法，本条中槐角、黄芩，亦非治虚之药，赵氏所言，失易老本旨。唯本腑热证，有湿热、燥热两层。湿与热并，则清而理之，甚者且须苦燥；热盛而燥，则柔以养之，滑润唯有甘寒，自当分别而观，亦不得混作一气。

秦艽

【赵注】燥湿散风，去肠胃热。

【正义】秦艽为风药中之润剂，能去风燥。其根虬蟠屈曲，入土甚深，故能通行络脉，疏利关节。洁古收入此门，殆以能通肠

---

① 无俟：不用等待。俟，等待。

胃之气，而遂谓之清热剂乎！

槐角

【**赵注**】苦寒纯阴，凉大肠。

【**正义**】槐角凉血遂瘀，大肠湿热血痔之专药。

地黄

【**赵注**】泻火清金，凉血止血。

【**正义**】地黄纯阴下达，虽非大肠专剂，然鲜者甘寒凉润，本乎地者亲下，固亦足以导二肠之蕴结。

黄芩

【**赵注**】寒胜热，泻肺火。

【**正义**】黄芩是清泄肺火之专药。其条子坚实者，则下行而清肠热。

【**补曰**】清泄大肠之热，其类颇多，洁古只录四味，盖是举一反三之意，推而广之，是在后之善学者，兹姑略举数例。其苦寒荡涤，如前条泻实热者，则硝、黄之外，有芦荟、胡连，皆大苦大寒，直达大腑，最是泄热之猛将；次则川连、川柏、龙胆草，苦能燥湿，苦能坚肠，湿热之泄利滑脱，及实热滞下之证，皆不可少；又其次则地榆、柏叶，轻清凉血，湿热蕴于营分而血痢者宜之；白芍、银花、白头翁，皆禀西方燥金清肃之气，能收摄耗散之阴气，又皆热痢之良佐使；余如玄参、紫草，凉润滑肠，清营润燥，亦无一非大肠燥热之清润要药。

本寒温之

【赵注】金寒水冷，每多下利清谷，故用温。

温里

【赵注】温里亦所以补虚，前补虚条中未之及，亦省文也。

【正义】大肠寒泄，至令完谷不化，固不可谓其不虚。然温热燥烈诸药，不合滋补同行，终不可谓温即是补。前条专以虚言，自不当兼及温药。洁古本书，各明一义，理极清晰，不意双湖竟以温药作为补虚条中之省文，是合温补二层为一气，几于补则皆温，温即是补，必蹈景岳[①]、养葵[②]之陋习，甚非易老本意。而审证辨药清彻之良法，几乎反为赵氏淆乱，是不可以不正。寿颐按：大肠寒泄，有因于脾土之卑监者，亦有因于肾水之清冷者。盖大肠为腑，承脾胃之下流，而肾则开窍于二阴，脾胃阳衰，大肠无不滑泄者，而肾寒亦必泄泻。盖脾肾是病之本，而肠寒但其标，故温养大肠，绝少专主之药，而唯温脾温肾，则大肠自安。下文所举姜、附、肉果，皆温养脾肾之药，即是此旨，虽温养脾肾者，本不止此三物，然凡能温脾温肾，如良姜、荜茇、小茴香、胡芦巴、仙灵脾、巴戟肉之类，固无一不可以温大肠之本寒，此则不

---

① 景岳：即张介宾，字会卿，号景岳，会稽（今浙江绍兴）人，明代名医。著有《景岳全书》《类经》《质疑录》等。

② 养葵：即赵献可，字养葵，自号医巫闾子，鄞县（今浙江宁波）人，明代名医。著有《医贯》。

待烦言而无不可作如是观者。

干姜

【赵注】去脏腑沉寒痼冷①。

【正义】干姜大辛大温，虽不专主一脏一腑，然黄中通理②，守而不行，实是温养中土之正将，此温脾胃以止大肠之滑泄者。

附子

【赵注】大热纯阳，通十二经络，治一切沉寒。

【正义】附子辛热，直达下元，少阴主药，此温肾以治大肠之滑泄者。

肉果

【赵注】涩大肠，止冷痢，虚泻。

【正义】肉豆蔻温中摄下，上之则燠休中土之寒湿，而助其健运；下之则固涩下元之滑泄，而鼓舞肾阳，是兼温脾肾，以收涩固脱，治大肠之虚寒者。观洁古录此三物，一主脾，一主肾，一则脾肾二顾，明是举此三物以为例。非谓温里之药，只此三者，

---

① 沉寒痼冷：又称内有久寒。多见于素体虚弱，或久病机能衰退的慢性病。

② 黄中通理：指通晓事物的道理。语出《周易·坤》："君子黄中通理，正位居体，美在其中，而畅于四支，发于事业，美之至也。"古代以五色配五行五方，土居中，故黄为中央正色。通理，犹统理。"理"喻指平凡之中蕴含的奥秘，现象背后包蕴的本质，即道理、真理。此指干姜具有温养脾胃中土的作用。脾胃是"黄中"。

其意更彰明皎著①，读者不可不知举一反三。

标热散之

【赵注】不言标寒者，邪入阳明，已变为热，且手阳明经脉在上，非寒热②所干。

【正义】阳明主肌肉，不主皮毛，则外感寒邪，传入阳明，已郁遏而化热，故阳明无标寒。若温热之病，发自阳明者，亦皆热病，更无在经之寒。赵氏谓手经在上，而寒邪不干，则囿于③伤寒传足温热传手之习俗，大失病理之真。须知自明以前，无此谬说，绝非洁古本意，但古人治阳明之热，诚多误用发散之法，究竟伤寒传入阳明化热，已非当散之证。若杂病中阳明在经邪热，则只有清泄宣化，何可妄投升散，反煽其焰，此宜改作标热清之，方合阳明身分。洁古散之一条，本已可议，而解肌一法，决非阳明稳安之治。

解肌

【赵注】阳明主肌肉，已非在表，不可发汗，第用解肌之法。

【正义】阳明主肌肉，本以足阳明胃而言，脾胃中土，故主肌肉，本与手阳明不同，然同是阳明，气化相等。手阳明在经之证，除经文气盛有余，脉所过者热肿，虚则寒栗二者，别无寒热可言。

---

① 彰明皎著：此四字均是明显的意思。指事情或道理极其明显，很容易看清。出自《史记·伯夷列传》："此其尤大彰明较著者也。"

② 热：《脏腑药式》作"邪"。当从。

③ 囿于（yòu又）：被局限，受（某种情况）拘束。

而《经脉篇》齿痛口干，目黄颊肿，喉痹诸证，皆属手阳明之经热，即脉所过之部位，而发现之证，却与足阳明胃经之热，无甚大别。可知两阳明气热上蒸，本在一例，亦以经脉所过，两阳明同行颈项入齿。则阳明主肌肉，亦是手足两经，同此一气，此洁古所以立解肌之条。但热在肌肉，治宜清泄，不当清疏发散。仲景解肌二字，为太阳之主治，非可移赠阳明者，则易老此条，岂非大失仲师真旨，而所录升麻、芷、葛，非可以治齿痛诸证，是易老本已一误，而赵氏之随文附和，实为再误矣！

石膏

【赵注】体重泻火，气清解肌。

【正义】石膏是阳明经热病主药，必大热大汗，烦渴引饮，方是白虎汤的证；杂病中齿痛龈痛，中消杀谷，亦是白虎的证。

白芷

【赵注】散风除湿，通窍表汗，为阳明主药。

【正义】白芷芳香，其气升浮，而燥能醒胃，故为振动胃阳良药，能外行肌表，然非阳明经热诸证所宜。

升麻

【赵注】表散风邪，亦入手阳明。

【正义】升麻是引经上升之药，能举脾胃下陷之清阳，则亦行于肌肉，而升阳发汗。然阳明热病，最忌升提，升麻、葛根，用之不当，为祸最捷。

葛根

【赵注】开腠发汗，解肌退热。

【正义】葛根专入胃家，升提气分，中州清阳不振，脾胃疲弱者，最有奇功。而外感发热，苟非阳明为寒邪缚束，宜于发散者，慎不可妄用。寿颐又按：手阳明在经热证，无非《经脉篇》所谓齿痛口干，颊肿喉痹诸条。须知凡此诸证，皆是经络气盛有余，所过之部，为热为肿。诚是肌肉为病，而治法皆宜清理，最忌升提。洁古此条所谓标热散之，而利用解肌者，实非手阳明络热应有之法。且白芷、升麻、葛根三味，亦非足阳明有热所宜，如以治本经齿痛颊肿等症，甚且无殊毒药，此其貌相似而实相反，亦是古今用药不同，古人之疏，今人之密，学者慎勿以洁古此条解肌之例，轻率援用，而贻大害。

胃

胃属土，主容受，为水谷之海。

【正义】胃受水谷，实是消化之主宰。中医旧说，但谓胃主盛受，而以消化之职，属之脾运。然胃中之液，确有消化大力，脾特以助其运行耳。仅言容受，则举其体而遗其用，实非生理之真相。

本病

【赵注】此言胃腑之病。

噎膈反胃

【赵注】有火则噎膈，无火则反胃。

【正义】噎膈乃胃液干枯，甚则痰血凝结，故不能食；反胃是脾胃虚冷，不能熟腐水谷，故食入反出，朝食暮吐，水谷不变。

中满肿胀

【正义】胃失消化之力，食入停滞，不能运行，则为中满[①]，为膜胀；水气横溢，不循轨道，则渗入肌肉，为水肿。《经脉篇》谓：是动则病贲响[②]腹胀，大腹水肿。又曰：胃中寒则胀满，是也。

呕吐

【赵注】声物俱出，胃寒、热皆然。

【正义】呕吐皆胃病，有寒热之异。胃热气逆，则食入即吐，不得停留，所谓食不得入，是有火也；胃寒气冷，则食入不化，良久乃吐，所谓食入反出，是无火也。

泻利

【赵注】湿热下行于肠。

---

① 中满：中医病证名。因饮食停滞所致的脘腹胀满。出《素问·阴阳应象大论》。

② 贲（bēn 奔）响："贲"同"奔"，意为有气攻冲而鸣响，即肠鸣。

【正义】此以泄泻、滞下两证，合而言之，固皆脾胃之运行失职。然滞下固多属湿热郁结，而泻为滑①泄，有热陷而水谷下注者；亦有脾胃无权，或中气虚寒，不任消化，而直下洞泄②，完谷不变③者，皆当分别而观，何得以"湿热不行"四字作概括语耶？

霍乱腹痛

【赵注】脾胃俱病。

【正义】霍乱乃中气淆乱为病，故腹为之痛。亦皆脾胃气化，失其循行之故道，而陡然缭乱也。

消中善饥

【正义】中消证纳谷倍常，甚者能兼三五人之馔④，皆胃之燥热太过，故消谷逾恒⑤，而反肌肉清瘦。《经脉篇》所谓"有余于胃，则消谷善饥"是也。

不消食

【赵注】脾不为胃用。

---

① 滑：《脏腑药式》作"清"，为是。
② 洞泄：中医病证名。阴盛内寒所致的泄泻。
③ 完谷不变：中医病证名。排出的粪便中伴有未消化的食物，是脾胃功能极度虚弱的一种表现。
④ 馔（zhuàn）：饭食。
⑤ 逾恒：超过寻常。清·林则徐《报告抵粤日期折》："蒙委任之逾恒，弥深感奋；念责成之重大，倍切悚惶。"

【正义】胃有脂液，本为消化食物之主体。其不能消食者，胃之脂液，失其功用也，故食不能化，确是胃腑本病。赵氏必谓脾不为用，则似胃之本体，全无消化作用者，殊失生理学之真。

伤饮食

【赵注】胃病累脾。

【正义】胃本能化饮食，然贮之太过，则胃之力量有限，而不胜其任，是胃受病矣。赵氏乃谓胃病累脾。是视胃腑为绝无消化能力者，此是中医旧说之一弊。

胃管当心痛，支两胁

【赵注】木克土，兼少阳病也。

【正义】胃脘结痛，有中州阳气，不司布濩①者；有肝胆横逆，来相克贼者。支，读为榰②，柱榰撑之榰。两胁榰撑，胀满痞硬，皆肝胆之气肆扰也。

【补】溺色黄

【补曰】《经脉篇》谓：有余于胃，则消谷善饥，溺色黄。盖胃中水饮，下入膀胱，本由胃肠之外，油膜之质，吸收入肾，乃由肾中输尿管以行于膀胱，故胃气热，则尿色黄赤，而肾气不化，则尿亦不行，为肿为满。此小溲循行，固胃为之源，肾为之转

---

① 布濩（hù 护）：散布。
② 榰：支，柱。《释言》："榰，柱也。"

输，而膀胱特其汇聚之腑，以司输泄之职耳。六朝以降^①，言医学者辄^②谓膀胱上接小肠，以通尿道，遂致膀胱有无上口，聚讼不休^③。而不知输尿管乃由肾脏而来，此西学剖解所得，最为可信，是谈中医者从古未闻之创论。唯《内经》"肾为胃关，关门不利则聚水"一条，实可与新学家互为印证。则吾国最古之时，亦何尝不知此中肯綮^④，特自汉以下，无能言者，此则上古之医学不可及，而二千年来，皆在暗中摸索，宜乎一盲群盲，授人口实，殊可叹也！

标病

【正义】此言足阳明经络之病。

发热蒸蒸^⑤

【正义】《伤寒论》于太阳病则曰"翕翕发热"，于阳明病则曰"蒸蒸发热"。翕翕者，翕合于表；蒸蒸者，蒸发于里。此太阳阳明发热同而热势不同。仲景笔下，如是精细，盖阳明主肌肉，其热自肌肉之分，蒸动而达于表，与太阳之热，仅在皮毛者，不可同日而语也。

---

① 六朝以降：六朝以后的意思。六朝指三国吴、东晋、宋、齐、梁、陈六个定都南京的政权。

② 辄：总是。

③ 聚讼不休：形容许多人在一起争论不休，没有一致看法。

④ 此中肯綮：比喻分析深刻，能击中要害，或能说到点子上。中：切中，打中。肯綮：筋腱、骨节聚结交错的地方。引申为要害或关键。

⑤ 蒸蒸：形容热气蒸腾的样子，而非形容汗出的样子。

身前热，身后寒

【**正义**】《经脉篇》言阳明为病，气盛则身以前皆热，气不足则身以前寒栗。《甲乙》《脉经》《灵枢》诸本，皆无异文，诚以阳明经所过之部，自缺盆直下，行于气户、库房、屋翳、膺窗、乳中、乳根诸穴，而直下夹齐今作脐，入气街中，皆在身以前，故气盛为热，不足为寒，其义极是明了，何以洁古忽有身后寒之一说。虽《伤寒论》白虎汤主治有"背微恶寒"一条，究竟白虎一方，皆为大热大渴大汗而设，背寒非其所重之证，且明言曰"微"，必不甚寒，虽有微寒兼证，而其人之大热渴汗，白虎证悉具，自当径与白虎。仲景待设此条，盖唯恐人之见其微恶寒，而不能注重于其他吃重见证，正以教人辨证之要，而洁古此条反以"身后寒"三字，揭出为阳明在经之标病，岂非未悟仲景之旨。

发狂谵语

【**赵注**】必兼登高弃衣诸症，身热，四肢实，故属标病。

【**正义**】阳明热盛，则四肢实而有力，故有狂谵诸症。《经脉篇》所谓"甚则欲上高而歌，弃衣而走"又谓"主狂瘛"是也。

【**考证**】狂瘛，今本《灵枢》作"狂疟"，是讹字，兹从《甲乙经》。

咽痹

【**赵注**】咽，胃系也。

【**正义**】咽是食管，为胃系。喉是气管，为肺系。义自各别，然古书亦义混称曰喉,以言喉亦可以概括咽,独用通用,古书多有此例。《经脉篇》作喉痹,亦非误字,本经之支,固曰从大迎下人迎,循喉咙,入缺盆也。

上齿痛

【赵注】脉入齿。

【正义】齿痛固是阳明经病,以本经之脉入齿,还出夹口环唇,下交于承浆故也。唯《经脉篇》以阳明为病,无齿痛一症,盖洁古所补出。考《甲乙·经脉篇》曰:胃足阳明之脉,起于鼻,交频中,旁约太阳之脉,下循鼻外,上入齿中。盖本经之穴,自承泣、四白、巨髎、地仓,以至大迎、颊车,其部位已在齿之下,故曰上入齿中,今本《灵枢》作入上齿中,乃是传写之误。洁古盖即据误本《灵枢》,故曰上齿痛。须知齿痛皆阳明经病,不以上齿、下齿而有异。赵双湖以脉入齿三字混言之,亦明知阳明齿痛,不专属于上齿也。

口眼㖞斜

【赵注】脉夹口,且过睛明穴也。

【正义】足阳明脉夹口环唇,故口㖞为阳明病。《经脉篇》亦有口㖞唇紧一症。紧,今《灵枢》作"胗",兹以《甲乙》《脉经》《千金》皆作"紧"。唯《经脉篇》无"眼斜"一证。且本经之脉,亦不过睛明穴。赵注似误,然《经脉篇》确言旁约太阳之脉,则即膀胱足太阳经所起之目内眦睛明穴,以胃足阳明之脉,起于目下七分之承泣,固与内眦之睛明极近也。

鼻痛、鼽衄、赤瘕①

【赵注】脉起交頞。

【正义】足阳明之脉，起于鼻，交頞中。今《灵枢》鼻下交上衍一"之"字，遂不可解。赵注"脉起交頞"四字，亦不成句。《灵枢》误人耶？抑赵氏不参考《甲乙》《脉经》而自误耶？《经脉篇》有鼽衄一证，其鼻痛赤瘕二证，则《经脉篇》无之，此洁古所补，尽②肺胃同病。

【补】颜黑

【补曰】《经脉篇》有此证。脉循鼻外，络颐颔下廉，循颊车，上耳前，本经所过，皆在颐颊。故本经热盛，则颜为之黑。

【考证】络颐颊，《灵枢》作"循颐后"。兹从仿宋本王注《素问》。知今本《灵枢》，在王启玄之后，又有误字矣。

【补】骭厥③

【补曰】《经脉篇》有此证。脉循胫外廉也。

【补】汗出

【补曰】《经脉篇》有此证。仲景所谓阳明病多汗也。

【补】颈肿

【补曰】《经脉篇》有此证。脉从大迎前，下人迎，循喉咙也。

【补】唇紧

---

① 赤瘕：瘕鼻。

② 尽：《脏腑药式》作"盖"。

③ 骭（gàn 赣）厥：中医病证名。为足阳明经经气逆乱所致的病证，又可称为"阳明厥证"。《灵枢·经脉》："胃足阳明之脉……病至则恶人与火，闻木声则惕然而惊，心欲动，独闭户塞牖而处，甚则欲上高而歌，弃衣而走，贲响腹胀，是为骭厥。"

【补曰】《经脉篇》有此证。脉夹口环唇，故唇病皆本经病，如唇肿、唇茧①之类皆是。

【补】膝膑肿痛，循乳膺、气街、股、伏兔、骭外廉、足跗上皆痛。中指不用。

【补曰】《经脉篇》有此诸证，皆本经所过之部。中指，足中指也。

胃实泻之

【赵注】胃主容受，然太实则中焦阻塞、上下不通，故用泻。下分二法。

【正义】腑以通为天职，实则窒而不通，自当治以泻实之法。然胃之所以实者，痰饮食积，湿阻气结，皆是病源，此宜分别治之。温和所以化饮，疏通所以消食，芳香振动，即以燥湿，开泄窒滞，即以行气。其所以实者，本自不同，则泻胃之实，固不仅洁古所举之湿热、饮食二者，唯气滞窒塞一层，宜于芳香宣化，即是治湿、治食条中应有之义，不必另立一纲。而停痰留饮之证，虽亦由湿阻而来，然开痰涤饮，用药自别。兹为补痰饮一证于后。

湿热

【赵注】热则湿者化而为燥，故用下法。

【正义】胃本喜湿而恶燥，然湿盛则滞而不行，纳谷必减，是宜芳香醒胃，以助其运行，说不到荡涤攻逐之法，即至蕴湿化热，亦唯有宣通清理，展布气机，而湿热自化，尚不在承气急下

---

① 唇茧：中医病证名。相当于西医学唇癌，为口腔中常见的恶性肿瘤之一。

之例。洁古此条，以湿热题名，而药用硝、黄，颇觉药重病轻，铢两①不称。而赵氏且谓热则湿者化燥，故用下法，仅知为易老斡旋②，试问如此一转，则本条主治，究竟是为湿热设法，抑为燥热设法，未免两不可通，且即以燥热言之，犹有润燥清热二层理法，亦非硝、黄猛攻之病，所谓楚则失矣，而齐亦未为得者也。

大黄

【**赵注**】荡涤肠胃，下燥结，去瘀热。

芒硝

【**赵注**】润燥软坚，荡涤肠胃。

【**正义**】硝、黄本以荡涤肠中燥结之实，非泻胃家湿热之药，《伤寒论》"胃中有燥矢五六枚"句中"胃"字，必是浅者③传写之误，只知阳明属胃，而径以燥矢认作胃中应有之物，则此人之胃竟成粪桶，岂不令人笑倒。须知食物在胃，尚未下行之时，必无燥结成矢之理，唯下入肠中，然后为矢，因热而结，然后为燥。本论之阳明证，何尝不合足阳明胃、手阳明大肠言之。易老前以硝、黄列入大肠泻热条中，本是正法，而于此又作胃家之药，得毋误会？若仅以胃有湿热言之，则木香、藿香、蔻仁、缩砂之类，快胃④醒脾⑤，皆是湿门正将。而湿盛蕴热者，又有芩、连之属，苦

---

① 铢两：一铢一两。引申为极轻的分量。
② 斡旋：把弄僵了的局面扭转过来。
③ 浅者：见识浅薄的人。
④ 快胃：胃脘疼痛、呕吐反酸、纳食减少等症状得以疏解。
⑤ 醒脾：指用芳香健脾药健运脾气以治疗脾为湿困，运化无力。

能燥湿，寒以清热，方与"湿热"二字，针锋相对，必至燥热实结。胃肠俱闭，窒塞不通，然后始有急下之治，此病机传变之次序，必不可先后紊乱者。

饮[①]食

【赵注】重者用下，轻者用消。

巴豆

【赵注】去脏腑沉寒，下冷积。

【正义】巴霜去冷积，其力极猛，非寒实结塞，不能轻用，寻常食积，自有消化泄导诸物，似不必遽议及此。赵氏谓去脏腑沉寒之冷积，是也。

神曲

【赵注】化水谷，消积滞。

【正义】六神曲助脾胃健运，消化谷食，威而不猛，与谷芽、麦芽同功。

山楂肉

【赵注】消食磨积，化油腻之滞。

---

① 饮:《脏腑药式》作"积"。宜从。

【正义】山楂专化肉食之积。

阿魏

【赵注】消肉积。

【正义】阿魏古称能消肉食坚积，是丸药中物，非可以入煎剂。然真者极少，其气并不恶劣，今市肆中物，不知如何制成，恶臭伤胃，嗅之欲呕，何能下咽，必不可用。

硇砂

【赵注】消食破瘀，治肉积。

【正义】硇砂本是卤质，凝结而成，古书已言人人殊[①]，不知实在功用，究竟奚若[②]，市上纯是赝鼎[③]，价贵而且无用，治疡犹不敢取，况内服乎？

郁金

【赵注】下气破血。

【正义】郁金乃顺气行滞、开泄胸脘之妙品，古虽称其破血逐瘀，然性质和平，无耗伤气血之虑。

---

① 言人人殊：每个人的说法都不一样。用以形容众人意见分歧，各有各的见解、说法和主张。典自《史记·曹相国世家》："参尽召长老诸生，问所以安集百姓。如齐故诸儒以百数，言人人殊，参未知所定。"

② 奚若：疑问代词，意思是何如，怎么样。《墨子·法仪》："法不仁，不可以为法，当皆法其君，奚若？"

③ 赝鼎：伪造的某个鼎。泛指赝品。

三棱

【赵注】破血消积。

【正义】荆三棱、蓬莪术，皆逐水破瘀之药。古称消积，乃为寒水瘀血之痞积言之，非能治饮食之积。

轻粉

【赵注】劫痰涎，消积滞。

【正义】轻粉亦治寒痰之药。有汞毒，非食积所宜。

【补正】胃家实积，有因于气机不利者，有因于脾弱不运者。气滞必振动而鼓舞之，然后可助消化。则如香、砂、乌药、枳实、青皮之属，皆能疏通窒滞，布濩清阳。脾弱必温养而吹嘘[1]之，然后可运机缄[2]，则如二术、鸡金、麦芽、谷芽，亦以扶助脾元，赞襄化育[3]；又有诸虫蠕动，无不消积导滞，借以去苑陈莝[4]，其行迅速，亦颇有功，固不必专以荡涤快利为能事也。

【补】痰饮

【补曰】痰饮停聚，多在肺脏，虽非胃腑主病，然其源皆由胃气之布濩无权，津液不行，遇寒则澄澈为饮，遇热则煎熬为痰。每令人纳食不醒，胸脘闭窒，药如二陈、杏、贝通套诸味，无人

---

① 吹嘘：风吹草动。唐·孟郊《哭李观》诗："清尘无吹嘘，委地难飞扬。"太平天国洪秀全《御制千字诏》："风偃四方，吹嘘猛厉，悠然作云，雨下空际。"此喻疏通脾之气机。

② 机缄（jiān 间）：犹关键，指事物变化的要紧之处。机，机关。缄，闭。

③ 赞襄化育：赞襄，辅助，协助。化育，滋养，养育，化生长育。

④ 去苑陈莝：苑，郁结、积滞之意；陈，即日久、陈积。莝，原意为铡除杂草，引申为去除日久积滞于体内的糟粕物质。

不知，然轻之则如瓜蒌、薤白、枳实、竹茹；重之则如礞石、南
星、葶苈、遂、戟，随宜择用，临证时自有权衡。而舌腻胃呆者，
尤非菖蒲、远志、茅术、桔梗等，宣通阳分，展布气机，即不能
疏涤腻涎，而恢复胃家输化之职。其他如芥子、苏子、莱子等，
辛以散之，清以行之，虽曰皆为治痰而设，又无一非开通胃实之
有力者矣。

胃虚补之

【赵注】土喜冲和，或热或寒，皆伤正气，耗津液。故用补。
下分二法。

【正义】胃腑虚证，须审阴阳分治。阳是清气，气不振则敷布
无权。阴即津液，液不旺则输化无力，皆令人对食不甘，索索然
杳无兴会①，即使勉强纳谷，而噎塞呕吐，饱嗳膜胀，诸恙随之，
其为病约略相似，然病源证状，实有不同。胃阳虚者，必舌色淡
白，晦滞无华，不论有苔无苔，其尖边皆淡而不红，甚则灰黯，
且亦润而不燥，是土薄而乏阳和，譬如雪窖冰天，即失坤厚载物②
之职；胃阴虚者，必舌质瘦小，索然不泽，不问殷红淡紫，其中
心皆洁净无苔，甚则如镜，且必干而少津，是土燥而乏膏泽③，等
于不毛沙漠，安有孳生化育之功。此必征④之于舌者，诚以舌之有

---

① 索索然杳无兴会：一点儿兴趣都没有。出清·王韬《瀛壖杂志》："卓午来游
者，络绎不绝。溽暑蒸郁，看花之兴味索然矣。"
② 坤厚载物：广阔无际的大地是生成万物的根源。坤，八卦之一，象征大地。
《说文解字》："坤，地也，易之卦也。"厚：指宽厚，博大。载物：承载
万物。
③ 膏泽：滋润作物的雨水。
④ 征：表露出来的迹象。

苔，本属胃气所萌蘖^①，故浊腻黏厚，皆为胃家停痰蕴湿之征。且苔必有根，刮拭不去，茸茸满布。而阳虚者，即有苔而亦不能厚，若舌之本质，即是胃阴之征兆，故芒刺光滑，皆为胃家燥热津枯之应，而裂纹斑剥，刺痛血痕，种种变端，又阴虚者液汁将竭之先机。人皆谓辨舌为百病之根据，实即以审察胃家之气化津液，而已无余蕴，且胃实者舌之本体，亦胖大而肥厚。胃虚者，亦瘦嫩而形薄，此又近贤新发明之经验，而明以前所未闻者。易老于胃虚条中，分析湿热、寒湿二者，以湿为主，而判其寒热，似仅为胃阳言之，而阴液之存亡，缺焉未备，须知胃中液汁，实为消化食料之主动。胃液既弱，则纳谷锐减，脏腑血脉，肢体百骸，胥失依倚^②，诸虚接踵，无不由此，是乃病理学之一大关键，决不能听其竟付阙如，兹补胃阴一则于后。

湿热

【**赵注**】气虚湿胜，湿胜热生。去湿即所以去热，而正气自生。

【**正义**】胃有湿热，是为邪实，湿宜理而热宜清，治湿治热，不可谓补虚也。洁古本意盖以胃气之不振者言，故录二术、二陈数味，似不如以胃阳标目，而分其微甚。凡阳虚之未甚者，则二术、二陈，振动而敷布其气化；若阳虚之甚，则非温补不为功。湿热二字，断不能列入虚证条中。赵以气虚湿胜，湿胜生热，展转迂曲，以属之虚证，终是未妥，乃为洁古立言不正所累。

---

① 萌蘖：蘖，树木的嫩芽，这里引申为生发之意。
② 胥失依倚：都失去了依靠。胥：皆；都。依倚：倚靠；依傍。

苍术

【赵注】燥脾胃，去湿滞。

【正义】脾胃清阳无权，则湿滞不行，倦怠无力，纳食不计。苍术气味浓，醒脾健胃，振动阳和，虽曰燥湿是其专司，实是敷布气化，无上敏捷，芬芳宣窍，顿令耳目清明，神情爽健。

白术

【赵注】燥湿和中。

【正义】白术多脂，能滋胃液。虽曰补脾胃通用之药，而气极芳香，实是振动清阳之神品。

半夏

【赵注】除湿化痰。

【正义】此是除痰燥湿之主，于补虚二字，未免不当。

茯苓

【赵注】渗湿行水。

【正义】茯苓淡而利水，是湿家良剂。而本条以胃虚为纲，则此物非题中应有之义。

橘皮

【**赵注**】导滞消痰。

【**正义**】陈皮以气胜，亦振作阳和者也。

生姜

【**赵注**】调中畅胃，开痰下食。

【**正义**】生姜辛温，而不甚燥烈，醒胃固是专长。洁古录此，岂非为胃阳无权者立法。然本条以湿热二字立纲，则用以除湿，已觉不切，若治湿热，宁不矛盾。此寿颐所以谓标题之未甚妥洽^①者也。

【**补曰**】本条以湿热命名，则积湿蕴热，皆属实证。上条胃实泻之，已有成例，此固以胃气之弱，不能展化者言之，故谓之虚，则土薄不能胜湿，二术、二陈、茯苓、生姜，皆是胜湿健运，作育胃气之良材。此外如木香、藿香、兰叶、砂、蔻等物，芳香振动，亦是助其气化，皆为胃虚湿阻必需之品。而阳明气滞，郁不能舒，下陷不振者，则升麻、葛根，又是胃家鼓舞提神之正将矣。

寒湿

【**赵注**】脾之阳气不足，则胃之津液不行。补阳乃以健脾，亦以燥胃，故寒去而湿除，乃能上输津液，灌溉周身。

---

① 妥洽：稳妥合适。

【正义】土不温煦，则草木不生。胃果虚寒，势必水湿泛溢，浩浩乎怀山襄陵①，漫无宁宇②矣。大温大燥，正是互相为用，此则为胃阳汩没③者言之也。

干姜

【赵注】逐寒邪，燥脾湿，除胃冷。

【正义】干姜为温养中土之正将，气味俱厚，宅中以燠烋四旁④，与生姜之轻而散者不同，寒不甚则炮姜为宜；大寒者，炒焦无用。

附子

【赵注】补真阳，逐寒湿。

【正义】附子、天雄、乌头，为镇水胜寒之第一猛将，脾肾虚寒，水邪横溢，非此莫制，明附片⑤淡而最和，寒不甚者宜之；大寒大水，则必用黑附块。

---

① 怀山襄陵：大水包围山岳，漫过丘陵。形容水势很大或洪水泛滥。出自《尚书·尧典》："荡荡怀山襄陵，浩浩滔天。"襄，冲上。

② 宁宇：安定的区域。出《国语·周语中》："昔我先王之有天下也，规方千里以为甸服，以供上帝山川百神之祀，以备百姓兆民之用，以待不庭不虞之患。其余以均分公、侯、伯、子、男，使各有宁宇，以顺及天地，无逢其灾害。"

③ 汩（mì）没：此谓胃阳被水湿邪气闭阻。汩，水名。源出湘赣交界处，为汨罗江的上游。没，漫过，高过。

④ 四旁：四周；附近的地方。

⑤ 明附片：即白附片、雄片。形状与黑顺片相同，唯全体均为黄白色半透明状，片较薄，厚约3毫米。气味同黑顺片。以片匀、黄白色、油润、半透明状者为佳。

草果

【**赵注**】健脾暖胃，燥湿祛寒。

【**正义**】草豆蔻温燥，是中土寒湿之主药。

官桂

【**赵注**】补命门火，益肝扶脾。

【**正义**】肉桂乃温脾胃，助元阳之上剂，但品格高下，万有不齐，无论黄水清水。俗以一味煎汤，色黄者为黄水桂，色清者为清水桂。清者为贵，黄者为贱。甘胜于辛而芬芳气溢者为佳，其下者辣味戟[①]舌，反以引动燥火上升，不能温养元气。

丁香

【**赵注**】温胃补肾。

【**正义**】丁香乃花蕊，故轻而上行，是暖胃之专品。

肉果

【**赵注**】理脾暖胃，逐冷祛痰。

【**正义**】肉豆蔻温而涩，主脾胃寒痰，亦涩大肠滑脱。

---

① 戟：刺激。《本草纲目·大戟》："其根辛苦，戟人咽喉。"

人参

【**赵注**】补阳气，助脾土。

【**正义**】参补五脏真阴，本非阳分之药，但高丽产者，含东方春生之气，自有阳和作用，而温燥剂中，唯恐劫夺真阴，则必以人参大力，滋养阴液者，相助者理，此古人所以有参附之制，乃自明以来，竟谓为补阳上将，岂非大误，然近贤亦早已明辨之矣。

黄芪

【**赵注**】补中益气，壮脾强胃。

【**正义**】芪非温药，但黄中通理，得土之正，故作育元气，滋养脾胃，是其专职。

【**补曰**】脾胃虚寒，则成卑下①之湿土，何以为万物之母？温中培土，则寒湿俱化。脾胃二家之温药，实不能显分畛域②者也。唯温燥中土之品，虽不止上列数味，然如良姜、吴萸、川椒、胡椒、细辛、荜茇等。辛辣快胃之类，实与姜、桂殊途同归，难分轩轾③，又茴香、甘松等之以气胜者，亦无一非温养流动，而能助消化者也。

【**补**】胃阴

【**补曰**】胃阴之虚，亦有两层，有火盛燔灼。伤其津液者；有

---

① 卑下：低矮，低洼。北魏·郦道元《水经注·夏水》："县土卑下，泽多陂池。"
② 畛域：界限，范围。
③ 轩轾：指高低轻重。车前高曰轩，车后低曰轾。出《诗经·小雅·六月》："戎车既安，如轩如轾。"

土薄力弱，不能生化者。火盛伤液，则宜寒凉润泽之品，如鲜地、鲜斛、沙参、玄参、知母、石膏之属，为清胃之重剂则寒能退热，以水胜火也；如二冬、茅根、蔗浆、梨汁之属，为养胃之上品，则甘能生液，以润胜燥也；如地黄、阿胶之属，则滋润厚腻之药，此皆为邪热烁津者言之，故虽宜寒凉，而选用滋润多脂之物，独不宜于芩、连、知、柏等之苦寒，以苦者必燥，且苦能泄降，更以伤津也。若土薄津少，则宜甘平柔润之药，如金斛、藿斛、楼根、山药之属，则冲和润泽，不倚不偏，最为清滋胃阴之上品；或则微酸以敛肝，如白芍、木瓜、五味之类，则抑制其胜我者，而胃津自充；或又宁心以生液，如枣仁、淮麦、益智之属，则补养其生我者，而胃阴自复，此又为生化无权者立法。故虽宜柔润，而但取和平滋养之物，并不宜于麦、知、蕤、地等之甘寒，以寒者必伐生机，且过于黏腻，反碍发育也。而参、芪等之补中生津，温和而不刚烈，滋润而不寒凉。又为胃阴薄弱，生气不充之主药。所以和调中土，润及四旁，自然生意盎然，洋溢中外，而后天生生之本，周流无已。凡治胃阴之不足者，能审察轻重而明辨笃行[1]之，亦可深得此中三昧而无余蕴矣。按：下文补脾条中，洁古以气血为两扇，颇能挈其纲领，而补胃条中，则以湿热寒湿为两扇，似未能撮举大要[2]，是宜仿其补脾之法，以胃阴胃阳，劈分两扇，其上文之湿热寒湿，并改作胃阳一条[3]，似较原文少为稳惬[4]。

---

[1] 明辨笃行：明确地分辨，坚定实践。笃行：努力践履所学，使其终有落实，知行合一。

[2] 撮举大要：举出要旨。

[3] 条：《脏腑药式》此下有"而以此类各物，列为胃阴一条"十二字。当从。

[4] 稳惬（qiè）：妥帖恰当。

本热寒之

【赵注】不言本寒者，治寒湿之法，已见上条也。

【正义】胃腑本热，有实热、虚热二者。实热宜泻，芩、连苦寒，方可以制其锐气；虚热宜清，则石斛之类，滋液润燥。上条所补胃阴一则，条分缕析，已详言之。观洁古本文，选药四味。以石膏为清胃之首领，黄连为苦燥之巨擘，地黄甘寒，作滋养之模范，犀角神灵，作解毒之仪型，寒固同，而所以寒之者，功用各有攸当，是亦示之准则，欲学者之触类旁通耳，非谓清胃之物，只此三者也。

降火

【赵注】土生于火，火太过则土焦。降心火，乃以清胃热。

【正义】胃为消化食物之主宰，无火则何以腐熟水谷。唯火太炽，则反耗其液，是不可以不投清泄，此为胃腑本身言之，固不必泛引生火之土，牵入心脏，反多纠葛。赵氏曲说，殊可不必，是以下文犀角、黄连而强为比附，亦思石膏、地黄，何尝是心家独主之药乎！

石膏

【赵注】足阳明经大寒之药。

【正义】石膏气味轻清，寒而不腻，是胃家蕴热之专剂，举此为例，则寒水石、玄精石、知母、玄参之属，皆其选也。

地黄

【**赵注**】苦寒入心，泻丙火。

【**正义**】地黄润泽多脂，专养阴液，虽非胃家专主，而膏泽有余，断推滋补胃阴之重剂。以此为例，则石斛、参、麦之类，皆其选也。

犀角

【**赵注**】泻心火，清胃热。

【**正义**】犀角为清火上将，能解大热大毒，举此为例，则清心泄热之品，如牛黄、脑子之属，皆其选也。冰片一名龙脑香，古书亦称脑子。文信国为元人所执，吞脑子不死，说者谓脑子大寒，多食杀人[①]，即此。

黄连

【**赵注**】泻心火，厚肠胃。

【**正义**】黄连大苦大寒，是燥湿清热之正将。必湿热之实火为宜，而燥火烁金[②]，胃液已耗者，是为禁品，举此为例，则胡连、黄芩、龙胆、芦荟之流，皆其选也。

标热散之

【**赵注**】邪入阳明，则病在肌肉，寒变为热，故不言标寒。

---

① 杀人：对健康有威胁或伤害。
② 金：《脏腑药式》作"津"。当从。

【**正义**】阳明之热，其证甚少，仲景葛根芩连，及白虎二方，是其专主，证皆宜清，并不以疏泄为解热之法。观仲景本论，热在阳明证治，已是千古不祧①，大经大法。易老解肌一条，实背仲师正旨，赵氏更以邪入阳明，寒变为热作注，是为伤寒之邪，从太阳传经者言。若以阳明本经论之，热病最多，讵可概以为寒邪所变耶！

解肌

【**赵注**】阳明主肌肉，外邪传入阳明，已不在表，故用解肌，不用发表。

【**正义**】阳明诚主肌肉，然②止宜清泄，不宜疏解，若必发之，则热愈炽，而变无穷。仲景解肌二字，为桂枝汤言之，不知易老何以误会。

升麻

【**赵注**】解散风寒，为足阳明经药。

【**正义**】升麻是升提胃气之主药，必脾胃清气下陷者，乃宜用之。若曰阳明经热，则清之降之，犹虞不及③，安④有升提热病之理。洁古录入热证条中，终是智者之失。赵氏亦以解散风寒为注，

---

① 千古不祧（tiāo 挑）：比喻仲景论为不变之万世法。古代帝王的宗庙分家庙和远祖庙，远祖庙称祧。家庙中的神主，除始祖外，凡辈分远的要依次迁入祧庙中合祭；永不迁移的叫做"不祧"。

② 然：《脏腑药式》此下有"本经热证"四字。当从。

③ 犹虞不及：还担心没达到。犹，还；仍然。虞，担忧。

④ 安：表示反问，与"怎么、哪里"同义。

则易老以解标热之误，双湖亦已隐隐有悟矣。

葛根

【赵注】入阳明，开腠发汗。

【正义】葛根亦升举胃阳之猛将，固能开腠理而发汗，然须知为表寒未解之药，非谓阳明发热者，亦当以汗解也。果是热证，而更与升发，其害必剧，此是古人之未尽细密处，不能为洁古讳也。

豆豉

【赵注】发汗解肌，调中下气。

【正义】豆豉以大豆煮熟蕴酿而成，质已空松，故能宣泄中州之郁窒，为中满胸闷之良品，亦能发散遏闭之外邪，是阳明经腑和中解外之专药。今江浙药肆中之豆豉，则更以麻黄汤浸渍为之，尤为发汗之专药，则必有恶寒未罢，法应解表者，始可投之，确能发汗解寒。用之不当，为变尤捷。相传吴中老医马元仪，凡治当表之病，药用麻黄，病家畏之，往往不服，乃以麻黄泡汤，自制于豆豉之中，每遇应用麻黄之症，即以豆豉与之，使病家不知，暗服麻黄，藉以取效。而市肆中遂承用其法，此说究不知确否？然今求豆豉于市，确乎皆含麻黄在内，则尤为热病大害。亦学者所不可不知，特未知江浙以外，有此习俗否耳！

脾

脾藏智[①]，属上，为万物之母，主营卫，主味，主肌肉，主

---

① 智：据文义当作"志"。

四肢。

【正义】脾位居中，又能助胃消化食物，以生津液，灌溉百骸，故以五行，合德于土，而为生化万物之母。营卫者，本于饮食津液，化血行气，故营卫为脾之所主，且脾以运行气化为职，中州阳气，亦脾之所布濩者也。

本病

【正义】此皆脾脏之病。

诸湿肿胀，痞满①噫气②

【赵注】即经中腹胀，得后与气则快，不能卧，食不下诸症。

【正义】脾主大气之运行，故喜燥而恶湿，燥则气机快利，湿则迟滞留着，而气不布濩矣。湿之甚者，则水积不行，而为洼下潴秽之泽国，痞满肿胀，诸恙以渐而来。《至真要大论》所谓"诸湿肿满，皆属于脾"《经脉篇》所谓"腹胀善噫，得后与气，则快然而衰"是也。

【考证】快然而衰，今《灵枢》作"快然如衰"，兹从《甲乙》。寿颐按："如"读为"而"，古多通用。《脉经》一作"快然而食"。赵注所引《经脉篇》"不能卧"，虽本《灵枢》，然《甲乙》则作"不能食"，《脉经》则作"好卧不能食"。盖脾为湿困，阳气无权，恒令人气息奄奄，嗜卧懒食。必无反不能卧之事。《甲乙》《脉经》是也，此《灵枢》之误。

---

① 痞满：中医病证名。多指胸腔部痞塞满闷，而外无胀急之形。
② 噫气：中医病证名，又名嗳气。即胃气失和上逆所发出的声响，其声长而缓，属脾胃疾病之一。

大小便闭

【赵注】即水闭。

【正义】《经脉篇》有"溏瘕泄水闭"五字，盖谓大便则或溏，或为瘕泄瘕泄，即飧泄，洞泄。完谷不化，小水则闭而不通。以脾受湿浸淫，则清阳之气，汩没不行，所以水谷不分，尽从谷道而泄，则小水反不通行，无大便反为闭塞之理。洁古此条，"大"字盖衍。赵氏混合言之，非经旨也。寿颐按：脾约之证，大便难，是大便之闭，确为脾病，唯仲景于脾约一条，明言小便数，大便难，正以溲数耗津，而后大便乃结，是燥病也。可知"大小便闭"四字，必不可联为一气，而统以为脾家受湿之病。

黄疸

【正义】脾湿不行，郁而化热，则发黄为疸，是为阳黄；亦有清阳下陷，奄奄无力，而兼以萎黄者，则为虚黄。农家服田力穑[1]，劳动忍饿，冷食以损中土阳气者，最多此病，非温补中气，升举清阳，兼泄积湿，不能捷效，则与湿热之黄，但须清导利水者，证治大异，是皆脾胃同病。又有脾肾虚寒之阴黄，及黑疸[2]、女劳疸[3]，则皆脾肾同病也。

---

[1] 服田力穑（sè涩）：指努力从事农业生产。服，从事。穑，收获谷物。出《尚书·盘庚上》："若农服田力穑，乃亦有秋。"

[2] 黑疸：中医病证名。为《金匮要略·黄疸病脉证并治第十五》所列五疸之一。多因酒疸、女劳疸等日久不愈，肝肾虚衰，瘀浊内阻所致。可见于多种阻塞性黄疸疾病晚期。

[3] 女劳疸：中医病证名。多因肾气虚衰所致，症见发热恶寒，身黄，额黑，腹胀，小腹满，小便不利，大便或黑或溏等。

痰饮

【**赵注**】脾不为胃行津液。

【**正义**】《经脉篇》无此一证，盖洁古所补出。按：停痰聚饮，其标虽在于肺，其本实源于脾，健运失司，以致饮食不化津液，而留滞成饮，煎灼为痰，洁古补此一证，诚是，即所谓脾为生痰之源是也。盖脾主健运，果能周流不息，乾运无疆[①]，则水精四布，何至凝痰积饮？唯大气失于斡旋，则胃中水谷，不得及时消化，常留腐败积壅，熏蒸于肺。因而遇热则灼烁成痰，遇寒则凝聚为饮，此古人所谓脾为生痰之源，肺为贮痰之器，诚是万劫不磨[②]之确论，唯柯韵伯[③]翻陈出新，欲改作肾为生痰之源，胃为聚痰之器，则空凭理想，自恃聪明。须知胃主容受，旋受而旋即下行，不能贮积痰垢，人苟于咯痰之时，自知留意，即可识其纯从肺管咯出，与咽津之食管，显然异路，且甚有咯至喉间，而即从食管咽下者，更可征其一出一入，各有一道，此肺贮痰涎之确证也。

吐泻霍乱

【**赵注**】脾胃同病。

【**正义**】《经脉篇》亦无此证。然确是中州大气[④]不行，斡旋失

---

① 乾运无疆：乾，八卦之一，代表天。即宇宙各种自然现象无心运行而自动。无疆：永远，没有止境。此喻脾主健运主津液的功能正常。

② 万劫不磨：万世不可毁灭。佛经称世界从生成到毁灭的过程为一劫，万劫犹万世，形容时间极长。不磨，指不可磨灭。

③ 柯韵伯：即柯琴，字韵伯，号似峰，浙江慈溪人，后迁居虞山（今江苏常熟），清代名医。著有《伤寒来苏集》。

④ 中州大气：脾胃之气。

职，以致忽然缭乱①，大吐大泻。此亦洁古所补者。

心腹痛

【正义】《经脉篇》有胃脘痛、心下急痛二条，皆是脾气郁窒为病，甚则肝胆横逆。乘势来凌，亦脾土自馁②，而后得侮所不胜也。

饮食不化

【赵注】脾不健运。

【正义】饮食不化，虽由胃液之薄，消化无力，为胃之自病。然脾气失运，固亦与于其责。《经脉篇》所谓"不能食，食不下"者是也。

【补】好卧

【补曰】《灵枢·经脉篇》误作不能卧。兹从《脉经》补此一证，盖湿困脾阳，大气不振者，必有倦怠嗜卧一证。然此是本脏不足所致。洁古列于标病中，非是。

【补】身体皆重

【补曰】《经脉篇》有此一证。体重亦脾脏受湿所致。唯健运失司，故索索③无气，而全体为之笨重不灵。《经脉篇》又有"体不能动摇"一句，亦即此证，洁古列于标病中，亦非。

【补】食则呕

---

① 缭乱：纷乱。缭，通"撩"。唐·杨凝《咏雨》："尘泡多人路，泥归足燕家。可怜缭乱点，湿尽满宫花。"

② 自馁：因失去自信而畏缩。

③ 索索：空虚、空乏状。

【补曰】《经脉篇》有此一证。盖呕吐虽皆胃病，然脾之运行无权，固亦不能不分任其责。

【补】寒疟

【补曰】《灵枢·经脉篇》虽无此证，然《甲乙》《脉经》皆有之，是当补也。脾阳无权，乃有此证。凡疟疾之属于虚馁者，固皆脾病，古今治虚疟方药，无不以健脾为先务①，是其明征。东垣之补中益气汤，能愈虚疟，即其例也。

【补】溏瘕泄

【补曰】《经脉篇》有此一证。盖大便溏泄，无非脾土失职，清阳不司敷布尔。

标病

【正义】此言足太阴经脉为病。

身体肤肿

【正义】《经脉篇》无此一证。寿颐按：此是脾脏本病，不可属之经络。

重困嗜卧

【正义】《经脉篇》有身体皆重，体不能动摇一证，《脉经》有好卧一证，皆脾为湿困所致。是本病，不是标病。

---

① 先务：首要的事务。

四肢不举[①]

【赵注】脾主四肢。

【正义】《经脉篇》无此一证，然即上条之身体皆重，体不能动摇耳。复迭可删。

舌本强痛

【正义】足太阴脉，连舌本，散舌下。

足大指不用

【正义】脾足太阴脉，起于大指之端。

九窍不通

【赵注】脾为万物之母，主营卫，脾病则诸脏俱病。九窍在外，故为标。

【正义】《经脉篇》无此一证。寿颐按："九窍不通"四字，虽亦经文，然言之过甚，难言病理之真。赵注附会，太嫌泛滥，何可信耶！

诸痉项强

【赵注】脉行人迎，夹喉。

【正义】《经脉篇》亦无此证，洁古录此，盖本于《至真要大

---

① 四肢不举：中医病证名。指四肢活动受限，不能抬举。

论》"诸痉项强，皆属于湿"，故以为脾经之病。

【补】膝股内痛厥

【补曰】《经脉篇》有此一条。今本《灵枢》"痛"作"肿"。按：《甲乙》则作"肿痛"，兹从《脉经》。足太阴脉，行于膝股内前廉也。

土实泻之

【赵注】脾胃俱为仓廪之官①，而脾主运化。脾气太实，则中央杼轴②不灵，故用泻。下分三法。

【正义】五脏者，藏精气而不泻，只虞不足，安得有余？故五脏为病，多虚证而少实证。凡所谓实，皆其气机之窒滞者耳，而脾又以运行气化为专职，运行不健，则气化不宣。赵氏所谓"杼轴不灵"者是矣。此当斡旋机轴，敷布阳和，以复天行乾健之常，与"泻"字本义，颇有区别。此洁古分列泻脾三法之所以未能允当也。

泻子

【赵注】金为土之子，土满则肺气壅遏，泻肺气所以消满。

【正义】脾气窒塞，每令肺气不行。开泄肺闭，则中满亦舒，

---

① 仓廪之官：谷藏为仓，米仓为廪；仓廪，为贮藏粮食的仓库。故仓廪之官，指脾胃。喻脾胃有如粮食仓库，胃主受纳水谷，脾主运化水谷精微，以供应人体所需的各种营养物质。《素问·灵兰秘典论》："脾胃者，仓廪之官，五味出焉。"

② 杼轴：犹枢要。织布机上的两个部件，即用来持纬（横线）的梭子和用来承经（竖线）的筘。

母病及子，颇似持之有故，然不过一气之感召^①耳。唯开通肺气，不专以消耗破泄为能事，如桑叶、兜铃、杏、贝等，清肃肺金，亦可实^②通脾气之郁结也。

诃子

【赵注】泄气消痰，开胃调中。

【正义】诃子所以收摄肺家耗散之阴气，实非泻肺之药。

防风

【赵注】泻肺，散头目滞气。

【正义】防风乃泄风主药。赵氏所谓泻肺者，乃泄散肺家之风寒也。

桑皮

【赵注】泻肺行水，下气消痰。

【正义】桑白皮清肺热，降肺气，利水消肿。详前肺实泻之条。

葶苈

【赵注】下气行水，大能泻肺。

【正义】葶苈子泻肺实，降气逆，定痰喘，消实热之痞满。

---

① 感召：犹感应。

② 实：《脏腑药式》作"宣"。义胜。

吐

【赵注】经曰：在上者因而越之[1]。痰血食积，壅塞上焦，涌而去之，其势最便，故用吐法。胃实不言吐者，胃主容受，脾主消化，积虽在胃，而病生于脾也。

【正义】吐法唯痰壅于肺，食壅于胃者宜之，以其在上，因而越之，路径简捷，奏功甚易，比之消导下行，屈曲迂远，较为便利耳。乃洁古欲以此法治脾气之实，虽曰脾胃相磨[2]，本是同类，然倾倒其受盛[3]之器，而不助其运化之源，何能有效？赵氏反谓病生于脾，故胃实不言吐。虽可为洁古解嘲，终非病理医理之正旨，要之吐、下二法，所以荡涤肠胃之实，非可以理脾，洁古反列于此，殊是误会。

豆豉

【赵注】能升能散，得盐则吐。

【正义】豆豉质松，固能升散，末服探之，可以引吐。

栀子

【赵注】苦寒泻火，吐虚烦客热。

【正义】栀子生用，固易作呕，今皆炒用者，唯恐其引呕耳。

---

① 在上者因而越之：治则名。出《素问·阴阳应象大论》。指病所在上部（高），如咽喉、胃脘等部位的病证，可用升散或涌吐（越）的方法治疗。

② 相磨：形容相处亲密。

③ 盛（chéng 成）：容纳。

然吐法唯治痰饮停食。赵氏乃谓吐虚烦客热，则烦之与热，岂有一吐可效之理。况烦而曰虚，则吐之必多变幻，直是大忌。双湖能为此说，奇极怪极。

莱菔子

【**赵法**】长于利气，能吐风痰。
【**正义**】菔子末服，亦能引吐。

常山

【**赵注**】引吐行水，祛老痰积饮。
【**正义**】常山治疟，古人本以吐去痰积为法。因其气腥有腻涎，故易惹人呕，今多炒黑用之，唯恐其引吐也。

瓜蒂

【**赵注**】吐风热痰涎，上膈宿食。
【**正义**】瓜蒂大苦，故善作吐。

郁金

【**赵注**】行气破血，轻扬上行，同升麻服能吐。
【**正义**】郁金质坚而实，非轻扬上行之品，能疏泄痰热之郁结，解散气血之淤滞。

齑汁①

【赵注】吐痰饮宿食。

【正义】古以齑汁引吐，以其气味恶劣，胃不能容耳。

藜芦

【赵注】吐上膈风涎。

苦参

【赵注】泻火燥湿，祛风逐水。

【正义】藜芦、苦参，皆大苦，故能引吐。

赤小豆

【赵注】行水散血，清热解毒。

【正义】赤小豆清利水道，是下行顺降之性。

盐汤

【赵注】能涌吐。

① 齑汁：腌制过的韭菜汁液。

苦茶

【赵注】泻热消痰，下气消食，浓茶能引吐。

下

【赵注】下法不止去结除热，凡驱逐痰水皆是也。盖脾本恶湿，脾病则湿胜，土不足以制水，每生积饮之证，故与肠胃三焦下热结之法少异。

【正义】下法本不仅为热结燥矢而设，痰饮水血之积，皆有可下之证，然终非治脾之药。赵氏谓治脾之下法，与肠胃下法少异，大是不确，既用下药，非泻肠胃，尚有何路可泄耶！

大黄

【赵注】泻血分实热，下有形积滞。

芒硝

【赵注】荡涤实热，推陈致新。

青礞石

【赵注】性质沉重，下气利痰。

大戟

【赵注】泻脏腑水湿。

续随子

【赵注】下积饮，治水气。

芫花

【赵注】去水气，消痰癖。

甘遂

【赵注】泻隧道水湿。

【正义】脾气不运，而致痰饮水邪，交结停积，虽曰实证。然正气本虚，岂有专事攻逐之理。此条所采各物，又皆攻破之猛剂，若轻于尝试，必致脾肾两败而后已。要之脾家实证，不过气机壅窒已耳，何可一往无前，至于此极？

【正曰】吐下之法，唯肠胃之中，实有壅滞者宜之。故食积在胃可吐，燥矢已结可下，而痰壅于肺，以肺乃藏而不泻，本无下窍。消导之而使下行，最为迂远。且又开窍于喉，则体质坚实之人，亦可取吐，以冀①一时快利，其他血瘀水积，亦间有可下之

---

① 冀：希望。

证，然必详察其病实气实。方可一鼓①荡平，廓清②巢穴。要之皆通腑之法，从未闻有脏气壅滞，而可以吐下为治疗者。乃洁古之吐下二法，不系之于肠胃实证，而系之于脾土实证，未免可异，其亦思脾主运行之职，非胃肠之容受水谷可比，纵曰气滞，岂有一吐一下，而能使脾气宣化之理，徒见其攻伐肠胃，累及无辜，而于脾之壅滞，固无当耳。愚③谓脾实可泻之证，只有气机窒塞，不任健运一候，是当振作之，鼓动之，以疏通其壅塞，而迅利其遣行，则顺降开泄之品，如枳实、郁金、瓜蒌、薤白之属；芳香鼓舞之品，如木香、青、陈、砂、蔻、桔梗之属，以振动之；若其壅遏郁热，则丹皮、栀子、连翘、黄芩之属以清泄之。或又寒湿窒塞，则炮姜、苍术、佩兰、藿梗之属以温化之。且有母病及子而痰涎积滞，则杏、贝、二陈之类，泄肺即以泻脾。若脏病及腑而纳食不化，则楂、曲、鸡金之类，快脾亦以理胃。此则脾实宜泻之种种法门，而洁古之吐下二条，殊非泻脾正旨也。

土虚补之

【赵注】土为万物之母，而寄旺于四时④，土虚则诸脏无所禀承。故用补。下分三法。

---

① 一鼓：击鼓一次。引申为一举。
② 廓清：清除肃清。
③ 愚：本义为痴傻，笨。用于自称的谦词。
④ 寄旺于四时：即土无专旺。指脾土不独主一季时令，而是融于四时、旺于四时。其对应的时令分布在四季之中，伴随着整个四季时节的推移而无时不在。脾主四时理论是中医藏象理论的重要内容之一。

【正义】后天生生之本，全恃脾胃输化，以潜滋暗长①于隐微之中。中土稍衰，即百骸顿失所养，是不可以不补。洁古分气血为两大纲，阴阳对峙，消长机关。最宜认定源头，方能有条不紊，此治虚之入手方针，不仅为脾之一脏言也。

补母

【赵注】土生于火，益心火，所以生脾土也。

【正义】虚则补母，虽曰五脏生成自然之理，然泛言生化，终未免不甚切当，唯脾禀中央之德，而其母则是心火，凡补心之药，尤与补脾息息相通者，则心为生血之源，而脾主统血，此身血液，皆恃脾之输化精微，而血乃成，是心之所以生血者，尤赖脾以为之先导，是以心脾两脏，更如唇齿相倚，辅车相依②，于生理病理，固甚密切，不仅火能生土，泛泛然空谈五行之循环生长也。凡枣仁、柏仁、茯神、淮麦等，为心脏补血之主者，无一非脾家养血之良药，正不必以土虚补母，益火生土，混混言之也。

桂心

【赵注】苦入心经，益阳消阴。

【正义】桂心诚是温养脾胃，益阳消阴，何必附会心家，舍近求远。

---

① 潜滋暗长：形容暗暗地不知不觉地生长。

② 辅车相依：像颊骨和牙床一样，互相依存，形容关系非常密切。比喻事物互为依存的利害关系。辅：颊骨。车：下牙床。《左传·僖公五年》："谚所谓'辅车相依，唇亡齿寒'者，其虞、虢之谓也。"虞、虢，即虞国与虢国。

茯苓

【赵注】安心益气，助阳补脾。

【正义】茯苓利水，能制肾水上凌，仲景于心下悸者，用茯苓甘草汤，诚是安心以助心家之阳气。实则以镇水气之泛溢为主，必不可谓是心家之补药，且谓是心家之阳药。洁古此条，以补心为目，而药用桂心、茯苓二味，绝无养心益血之物，其意殊不明了。而赵氏竟谓茯苓安心益气，助阳补脾，太觉直捷爽快，岂不令人堕入五里雾中①。

气

【赵注】气属阳，阳气旺，则湿不停滞，而脾能健运。

【正义】气为血之帅，气行迟滞，则旋运不健，诸恙随之。况脾主中州之大气，尤以乾健为天职者耶。

人参

【赵注】大补元气，益土生金。

【正义】人参滋液生津，诚是大补脾胃之健将。然补五脏之阴，绝非阳分之药。而洁古且列于补气之首者，则六朝以后，甘温助阳之说误之也。

---

① 五里雾中：原指修道，后用来形容迷离恍惚、不知所从的状态。出自《后汉书·张楷传》："性好道术，能作五里雾。"

黄芪

【赵注】补中气，壮脾胃。

【正义】黄芪味甘，而性温和，固是滋液益气之药，能补脾胃者，甘先入脾也。

升麻

【赵注】升阳气，补胃气，为脾胃之引经药。

【正义】升麻升阳，诚是气分之药，此唯脾胃虚寒，清阳之气无权者，藉此升举之力，助参、芪、术、草等滋补厚味，以振作其阳和。虽是脾虚之要剂，而不可泛泛然以为专于补气，使其独当重任也。

葛根

【赵注】升胃气，兼入脾经。

【正义】葛根升举胃气，亦能鼓舞脾阳，功用颇与升麻相近。此唯脾胃清阳之气下陷者宜之。必不可竟作脾胃补药，而率然援用，如其不当升而妄升，必有气涌发汗之虑，而在肝肾阴虚者，尤有本实先拨之祸。

甘草

【赵注】补脾胃不足。

【正义】甘草大甘，其味浓厚，补脾益胃，固其专长，然甘腻之质，滞而不走。洁古列于气药队中，终不稳惬。

陈皮

【赵注】调中快膈，脾胃气分之药。

【正义】陈皮行气，必不可专指一脏一腑。

藿香

【赵注】入脾经，去恶气。

【正义】藿香快脾醒胃，是以气胜者。

葳蕤

【赵注】补中益气，治风湿。

【正义】玉竹甘寒润泽，谓能滋养脾胃，正以甘能滋阴，润能养液耳。本非气药，而洁古偏列于气分队中者，则唐兰陵处士肖炳[1]《四声本草》，补中益气一言误之也。吾国医学诸书，往往多有此毫无着落之议论，甚且自矛自盾，并阴阳寒热而颠倒错乱之，殊是可怪，在当时著述者，不过一时失检[2]，信笔直书[3]，而后人不辨淄渑，转相抄袭，则市虎成于三人[4]，而遂似圣经贤传，永为

---

[1] 肖炳：号兰陵处士，唐末药学家。撰《四声本草》，原书已佚，部分佚文见于《证类本草》等书中。

[2] 失检：轻率定论而欠审慎检核。

[3] 信笔直书：意谓拿笔不经思考直接随意书写。信，听凭，随意。信笔，随意书写。

[4] 市虎成于三人：喻说的人一多，就能使人认假为真。《国策·魏策二》："夫市之无虎明矣，然而三人言而成虎。"《淮南子·说山训》："三人成市虎。"

不刊之论①，虽有高明，亦多依样葫芦，谩为附和，不复研究其命意②之所在，皆粗心涉猎，惯于剿说，而不知细心体会之过。愚谓似此显然背谬之处，必不可以不正。而此条赵双湖注文，则径用肖氏"补中益气"四字，谓非一盲群盲之明证。赵氏且加以"治风湿"三字，则玉竹柔润，以治风燥，可说也。乃曰治风湿，恐粗知药性者，必不敢谓然，岂传写之失其真耶？

砂仁

【赵注】和胃醒脾，快气调中。

木香

【赵注】疏肝和脾，三焦气分药。

【正义】香、砂固皆以气胜者，助脾胃化育，洵有专长，亦非专主一脏一腑之药。

扁豆

【赵注】调脾暖胃，消暑除湿。

【正义】扁豆是清养胃家之物，何又列入气分队中。而赵氏且以为暖胃，岂不与消暑二字矛盾，抑传写者有误字耶？

【补正】脾以大气周流为天职，故治脾必以理气为先务。然所

---

① 不刊之论：出汉·扬雄《答刘歆书》："是悬诸日月不刊之书也。"原意是说能和日月一样经久不变永远流传的书籍。后用"不刊之论"指不能更改或磨灭的言论。刊：古代在竹简上刻字，有错就削，也即更改。

② 命意：寓意；含意。

谓气者，宜走而不宜守，走则疏通，守则膹郁，斯善治气者，当必求其运动流行，而不仅以补益壅塞为天职矣，洁古列人参、甘草于补气条中，均是唐宋以后人参补气、熟地补血之俗说。须知脾以运动为职，必有吹嘘振作之功。乃能宣畅中州气化，而任发育万物，方是补助脾气之作用。人参、甘草滋腻之质，补养有余，运化不足，本不可语此。而如枳壳、蔻仁、乌药、香附、益智、橘叶、佛手、佩兰等，芳香宣散，醒胃快脾者，何一非健运脾气之良药。虽曰香燥泄气，微嫌辛烈，不无耗散之虞，然合于滋养队中，变动不居，周流六虚①，自能畅达气机，循环不息，岂不较胜于人参、甘草、玉竹、扁豆诸物，守而不走，阴柔黏腻，窒滞不灵耶！又按：白术、苍术，气胜于味，赞助脾运，原是气药，乃洁古偏列于下文补血条中，而不以为补气，亦未免拘而不化。

血

【赵注】脾统血，喜温而恶寒。寒湿伤脾，则气病而血亦病。甘温养脾，则阳能生阴，所以和血而补血也，与他脏养血之法不同。

【正义】血虽属阴，然所以生化而运动之者，阳和也。心、脾、肝、肾四脏，皆以阴血为主体，所以养血益阴者，虽宜柔润滋填，甘腻味厚之品，而皆不可偏于腻滞，守而不行。凡属血家补剂，固必俱有温和作用，方是流动可贵。双湖"甘温"二字，即以参、芪、术、草等一类言之，皆是滋养脏阴主药，不得谓其独补脾胃，即不得谓补脾之法，必与他脏不同。

---

① 六虚：上下四方。

白术

【赵注】甘温和中，同血药用则补血。

【正义】白术多脂，洵①是滋阴养血之药，然以气胜，芳香流动，振作清阳，且有阳和②功用。唯脾喜燥恶湿，喜温恶寒。白术温和，且补且行，益阴而能辟湿，最为脾家无上妙品。

苍术

【赵注】甘温辛烈，燥胃强脾。

【正义】二术补脾，唯其气味芳烈，斡旋大气，正合脾脏喜温喜燥之用，斯能阳和敷布，乾健无疆。乃洁古偏列于补血队中，适与上条以参、甘之味厚无气者，谓之补气，两得其反，岂欲以综错交互，见得血中行气，气中养血，为用药神化之规范乎。然既分别部居，各成一队，则物质体用，似不宜去其所长，而任其所短也。况苍术气尤雄烈，纯以刚燥用事者，而可以为补血之魁首耶！

白芍

【赵注】泻肝安脾，为太阴行经药。

【正义】白芍禀性阴柔，而质坚实，能收摄肝脾涣散之阴气。故太阴脾病，如胃脘痛、腹痛、胸胁膜胀、腹满支撑等症，皆脾

---

① 洵：诚然，确实。

② 阳和：平和；和缓；和谐；和睦。

气散漫，肝气横逆为患。唯芍能训调刚木，敛阴而非补阴，故木火有余者最宜，而脾阴不及者大忌。仲景谓太阴为病脉弱，其人续自便利，当行大黄芍药者宜减之，以脾气弱易动故也，可不深长思乎！赵注泻肝安脾，太阴行经二句，皆嫌似是实非，殊觉膈膜[1]。

胶饴[2]

【赵注】温补脾，甘缓中。

大枣

【赵注】甘温补中，入脾经血分。

蜂蜜

【赵注】甘温和中，调和营分。

【正义】饴蜜大枣，大甘味厚，皆填补中土之重剂，温润冲和，虽不嫌阴柔窒滞，而滋腻有余。胃纳不旺，见食不甘者忌之。

木瓜

【赵注】伐肝理脾，调营卫，利筋骨。

---

[1] 膈膜：中间存在一层东西。通常说这个人与那个人之间有隔膜，意思是这两个有矛盾，不和。

[2] 胶饴：又名饧，饴糖。是以高梁、米、大麦、粟、玉米等淀粉质的粮食为原料，经发酵糖化成的食品。

【正义】木瓜酸涩，鲜时色黄，干者色紫，入肝脾血分。而收摄耗散之阴气，与白芍同功，唯酸收较胜，能振动胃液，助消化，敛肝阴，而最多筋，故利关节。

干姜

【赵注】辛温燥湿，能引血药入气分而生血。

【正义】干姜是温养脾阳之正将，中气虚寒，洞推要药。赵注谓引血药入气分而生血，何其迂曲如是。

乌梅

【赵注】酸涩而温，脾肺血分之药。

【正义】梅实大酸，乌梅受灶突[1]烘蒸之气，含有温和作用，是摄敛肝脾之上将，亦助胃津，敛胃阴，降逆气而止呕恶。

【补曰】脾任统血之职，凡补脾之药，无不与补血之义，并辔[2]而行。唯脾是后天之本，万物生长之母，常含温润性质，方能遂其生生不息之功，则为脾家补血计者，必守定温和燠煦[3]之法，而不能偏入寒凉一途[4]，如阿胶、熟地黄、黄精、当归、荔枝肉、龙眼肉之类，皆脾家补血专主，无不温和润泽；又如参、芪、甘草等，亦皆甘温之品，以生津养血为天职，而不以气胜者。必不可人云亦云，称其莫须有之益气，而忘其实在之补血也；又如枣

---

① 灶突：灶上烟囱。
② 并辔：指两马并行、并驾齐驱。比喻齐头并进，不分前后高低。辔：驾驭牲口的缰绳。
③ 燠煦：温润。燠：暖，热。煦：温暖。
④ 一途：唯一的方向、道路。

仁、小麦、杞子等物，凡为心肾益阴养血之药，亦无一非脾脏补血之主剂，若必如胶饴、大枣之大甘，而始^①可谓之补脾也，则脾家之血药亦仅^②矣。

本湿除之

【赵注】不言寒热者，实已包含寒热在内，下分二法。

【正义】脾脏喜燥而恶湿，湿困脾阳，则清气不行，而全部精神，为之萎顿。故健脾之本，必以除湿为先务。但本脏湿病，宜分两层：有湿偏盛而脾乃不运者，舌苔必浊腻，是为实证，治当专理其湿，而正气自充，则清芳香燥，投其所好，而淡渗通利，亦无虑其伤津，如平胃、三妙、四苓之属是也；有脾先弱而湿邪渐阻者，舌必无厚苔，是为虚证，治当先顾其本，而湿滞自化，唯和中温养，助其阳和，而刚燥分清，皆有嫌于耗液，则参、术、薯蓣、扁豆、砂仁之属是也，洁古分立燥湿、利水二法，是仅为实病着想。在脾虚湿阻者，自不可援以为例^③。洁古意中，固谓虚证一类，当于上文补虚条中求之也。若夫湿热寒湿之殊途，则见证可征，辨之更易，固不妨约举数味，以待临证时之自择矣。

燥中宫

【赵注】脾恶湿，燥湿所以健脾。脾喜温，故只言寒湿，不言湿热，且湿去而热自除也。

---

① 始：才。

② 亦仅：同样如此。

③ 援以为例：把这件事当作例子来使用。援，引用。《说文解字》："援，引也。"

白术

【赵注】苦燥湿。

苍术

【赵注】除寒湿。

陈橘皮

【赵注】理气燥湿。

半夏

【赵注】除湿化痰。

吴茱萸

【赵注】燥脾除湿。

【正义】吴萸乃温燥脾胃之健将，治寒湿之正药。

南星

【赵注】燥湿除痰。

【正义】南星、半夏，皆主湿痰，而南星尤为刚烈，故多用牛胆制之。

白芥子

【赵注】温中润胃，利气豁痰。

【正义】白芥子大辛大温，刚燥峻烈。唯寒痰凝结者可用，殊非治湿普通之药。古人有谓其专治皮里膜外之痰。盖以辛能走而附会言之，殊非确论。且大辛大燥之品，醒胃快脾，湿家利器，而赵氏反以润胃为注，大是奇谈，《内经》虽有辛能致津液通气一说，然究非为刚燥者言也。

洁净府

【赵注】水乃湿之源，行水即以除湿，故治湿必利小便。

【正义】湿阻水积，小便不长，固宜疏导下流，以泄潴秽，古所谓治湿不利小便，非其治也。俗子治肿，习用甘遂、大戟、商陆、牵牛等，恶毒峻利，泄大便以图一畅，其初非不应手，然旋通旋窒①，后难为继，终于不治，故曰肿胀通小便者生，利大便者死。然欲利小便，必寻其源，猪、茯、滑、泽、车前、瞿麦之属，只可治湿热阻滞之轻症，必不可以起大病。《素问》肾者胃关一节，是为小水不畅之根据，而肺失肃降，气不宣通，尤在至高之部，此岂四苓、八正，可以无投不利者，于以知"淡渗分利"四字，不过为浅者言之耳。

---

① 旋通旋窒：此意为水肿刚有一些好转，很快又窒塞不通。旋：不久；很快地。窒：阻塞不通。《说文解字》："窒，塞也。"

木通

【**赵注**】通膀胱，导湿热。

赤茯苓

【**赵注**】利湿热，赤胜于白。

猪苓

【**赵注**】利湿行水。

藿香

【**赵注**】去恶气，则正气通畅，气化则小便自利。

【**正义**】通利小水之药，即以淡渗言之，本亦不止二苓一类。洁古固是偶举数物，以示之式耳。唯藿香快脾，本以振作清阳之气，殊与洁净府一层，渺不相及，岂易老意中以为大气乾①运，则湿阻自行耶？果尔②，则气味芳香者多矣，亦何独选此。

标湿渗之

【**赵注**】脾之经络为病，不只于湿，而外感之湿中人，不止在

---

① 乾：《脏腑药式》作"旋"。

② 果尔：果真如此。

脾之一经，乃脾经标病，只言其湿，举一以概其余也，而以湿属之脾则从其类也。

【正义】湿在皮肤，水溢为肿，不可谓是脾之经络为病。而洁古列之于此者，则以治肿发汗，确是病理中之一大法门①，而苦于②脏腑中无类可归，姑以"湿"之一字，连类而并及之，尚易醒目，此是作者不得已之苦衷，亦犹上列利水，本非治脾，而亦归之脾脏本病者，无非以一"湿"字，遂一陶而同冶③之耳。寿颐谓若以脏腑之例，分别部居，不相杂厕④，则清利小水，自当归之膀胱，而开泄皮毛，自当归之肺脏，庶以条例分晰。而于病机，亦无模糊不清之弊，此盖易老之偶尔失检。何赵氏乃谓脾经标病，只言其湿，举一以例其余，岂非呓语？亦思其余之脾家经络为病，果有何者可言否耶！

开鬼门

【赵注】湿从汗解，风能燥湿。

【正义】旧说每谓上半身肿，宜以汗解。解经者，遂谓经文开鬼门，即是发汗之义。盖开肺闭以泄皮毛，且上窍开而清肃之令下行，水道亦利而肿自退，此固病理之确据，而亦治验之可凭者，然倘不在乎汗与不汗。赵氏谓从汗解，风能燥湿，尚是理想。但开通腠理之气，以治皮毛之水，就阅历言之，确是治上肿者唯一捷诀。唯《内经》"开鬼门"三字，太觉可怪。寿颐读《难经》

---

① 法门：宗教用语，原指修行者入道的门径，今泛指修德、治学或做事的途径。古称南门为法门。

② 苦于：指为某种情况所苦恼。

③ 一陶（yáo 摇）而同冶：此喻将湿在皮肤，水溢为肿亦归之脾脏本病。陶，通"窑"，窑灶。《集训》："陶，烧瓦器土室也。"

④ 杂厕：混杂；夹杂。

魄门之魄，义当作粕，窃疑鬼门亦魄门之讹，说详拙编《难经
笺正》。

葛根

【赵注】解肌开腠。

苍术

【赵注】发汗除湿。

麻黄

【赵注】辛温发汗。

【正义】麻黄通肺气，以治上肿，确有捷效，但不必温覆，亦不
必取汗，而肿自退，此以宣其气闭而已。必谓发汗，尚是食古不化。

独活

【赵注】搜风去湿。

【赵曰】以上专举四药，或入阳明，或入太阳，或入少阴，非
专入脾经也。盖湿与热合，伤在肌肉，则用阳明药；湿与风合，
伤在皮肤，则用太阳药；湿与寒合，伤在筋骨，则用少阴药；湿
土寄旺于五行，故治湿常兼他经之药也，推之他经之湿病，则湿
在太阳而用麻黄；湿在阳明而用葛根、苍术；湿在少阴而用独活。
触类引伸，方得作者本旨，不可泥也。

【正义】洁古选此四药，皆有开泄肌腠功用，皆能达皮毛之气，而通阳消肿。若以经络言之，皆开肺气以达皮毛，与阳明、太阳、少阴，皆无当也。赵氏此注，穿凿附会[①]，大失易老本意。唯谓触类引伸，方得作者本旨，则一部《脏腑药式》，易老所选各药，皆是举一以例其余，非谓各病应用之药，仅止于此。读者能知此义，而自寻门径，则活泼泼地，头头是道矣。否则守株待兔，皆自画[②]耳。

---

① 穿凿附会：把讲不通的或不相干的道理、事情硬扯在一起进行解释。穿凿：把讲不通的硬要讲通；附会：把不相干的事拉在一起。出宋·洪迈《容斋续笔·义理之说无穷》："经典义理之说最为无穷，以故解释传疏，自汉至今，不可概数，至有一字而数说者。……用是好知奇者，欲穿凿附会，固各有说云。"
② 自画：自己限制自己。明·文徵明《送周君振之宰高安叙》："振之行矣，其无以乡贡自画。"

心

心藏神，为君火，包络为相火，代君行令，主血，主言，主汗，主笑。

【正义】吾国医家十二经络之说，谓心属手少阴经，心包络属手厥阴经，分道而驰，各树一帜。说者每谓包络为心之外廓，比于君主之宫城，所以为心主之护卫，于是遂有心为一身之主，邪不可干，如犯君主，病必不治。凡心经之病，可施治疗者，皆心包络为病之说。一似心与包络，离然二物，断不当合而一之者。独洁古于此则并作一条，不复分析，得毋不合十二经络之原理，而大背乎三千余年相承之旧说耶？然而心之包络，果是何物，不独中医旧学，未尝说明形相，即考之西医之言解剖者，亦未见心脏外廓，别有是物_{西学家言，近之生理书，间有心囊一说，殆指心脏之上半节，稍有脂膜裹护处而言，中医之有包络，亦即指此。究竟即是心脏之外膜，不能析之使离，则所谓心囊者，即因中医有包络之名，而附会为之。考英医《合信氏全体新论》，尚未有此心囊之名。}如谓吾心之外，果别有一包而络之者，为之宫城以固护吾心主，使诸病不易干犯，宁非[1]此心所甚愿，无如按之

---

[1] 宁（nìng佞）非：难道不是。宁：岂，难道。

事实，索之形骸①，而竟渺乎其不可得也。即以病理药物之经验阅历而言，凡心经之证治，与心包络经之证治，亦俱约略近是②，无可剖别③。而手少阴、手厥阴两经循行部位，又皆发源胸中，外行臂臑内廉，并道而驰，无甚离异，但为之区分其前后，而各标以穴俞之名，试揣古人必以心与包络分作两经之意，则古时脑主知觉运动之理，本未发明，无不以心脏为一身之主宰，因而极力推崇，谓为神圣不可侵犯，既加以天君之徽号④，则必求其有以标异者，而后可以至尊无偶。且既有手足阴阳之经，以配脏腑，则阴阳各六，而分隶五脏五腑，只得其十。所余一阴一阳两经，无所位置，因有心包络一说，以附诸脏，则心脏独能立异，既可以昭示其尊崇，而六阴之经，又复分配恰好，颇似天衣无缝，彼此巧合，固一举而两得者。迨其相承既久，奉为圣经贤传，又孰敢⑤不以为然。要之阴经属脏，而心包亦为一脏，则脏且有六，然亘古⑥以来，从未闻有六脏之名称者，则亦明知胸中本无是物，特以其定名于上古，不敢显言其虚无，而独留此非脏非腑之空名。递相祖述⑦，以同处于空虚冥漠⑧之中，莫能阐发其真相，岂非医学界中

---

① 索之形骸：索，本义指绳子，引申为搜寻，讨要。屈原《离骚》："路漫漫其修远兮，吾将上下而求索。"形骸：人的躯体。指外貌；容貌。

② 约略近是：大体相近。

③ 剖别：剖析分辨。

④ 徽号：一般指尊号。尊号是指古代尊崇皇帝、皇后的称号。皇帝的称号有四种：尊号（徽号）、谥号、庙号、年号。

⑤ 孰敢：谁敢。

⑥ 亘古：自古以来；整个古代。清·梁启超《读陆放翁集》："集中什九从军乐，亘古男儿一放翁。"

⑦ 递相祖述：递相，轮流更换。祖述，效法遵循前人的学说或行为。《礼记·中庸》："仲尼祖述尧舜，宪章文武。"

⑧ 空虚冥漠：模糊空无。空虚：空无；不充实。冥漠：隐约，模糊，空无所有。颜延之："衣冠终冥漠，陵邑转苍青。"刘良注："冥漠，虚无也。"

一重黑幕。若再以心家所发诸病言之，何孰则本之于心脏？孰则本之于包络？吾知虽有高贤，必不能指明其究竟。古人医籍，成迹①俱存，果谁能分析之而明辨之者？从可知两经无异于一经，而一脏必不能分为两脏也。洁古此篇，独以心与包络，合为一条，盖亦苦于辨证用药，万难剖析，因而姑为混合，较为简捷。实则手少阴、手厥阴两经，所发之病，本是一途，当用诸药，既无区别，固不能显划鸿沟，强分界限。寿颐窃谓中医十二经络之说，以生理学言之，原是本于理想，须知周身脉络，交互流通，发血回血，一线贯注，必无此六阴六阳之道路。唯血管循行，内连腑脏，外达肌肉，确是息息相通，循环连属，故谓五脏五腑，各有经络支流，行于手足、头面、胸腹、背脊之间②，则合古今中外而必无异词。所以脏腑为病，多有相应于经络间者，所谓有诸内必形诸外之至理。此则中医经络之说，必不可废。而分条论治，随症用药，成绩昭昭，尤为吾国独有之精蕴。唯心包络及三焦之两经，未免隐约模糊，不甚切实，则古人分隶③之初，本是牵强附会，必不可泥。洁古于此，竟以手厥阴并合少阴，最合病理之真，不啻④日月出而爝火⑤自息，斩绝葛藤，廓清涂附⑥，确能实事求是，引进后学于切实经验

---

① 成迹：旧迹；遗迹。

② 背脊之间：人体后面从肩到腰的部分。脊，脊梁骨。比喻重要部位。

③ 分隶：分别隶属。

④ 不啻：无异于，如同。

⑤ 爝（jué 绝）火：炬火，小火。《庄子·逍遥游》："日月出矣，而爝火不息；其于光也，不亦难乎！"成玄英疏："爝火，犹炬火也，亦小火也。"唐·杜牧《又谢赐告身鞍马状》："萤光爝火，何裨日月之明；弱质孤根，但荷乾坤之德。"

⑥ 廓清涂附：澄清附着的污泥。廓清，澄清，肃清。荀悦《汉纪·高帝纪四》："征乱伐暴，廓清帝宇，八载之内，海内克定。"涂附，《诗经·小雅·角弓》："毋教猱升木，如涂涂附。"毛传："涂，泥；附，着也。"原谓猿本会爬树，勿需再教，如污泥之上又着污泥。后用以喻恶上加恶。

一途，极为明了。唯元本此条，列于肾脏之后，三焦之前，所以有心包相火，代君行令之语，其意盖谓心为君主，端拱无为^①，唯委任包络相火，代其行动，亦是古人尊崇心君之理想，故以与三焦之经，相为次序，使其表里连络。而小肠之前，竟缺心脏，果如其说，则心之为脏，直是冥顽^②无用之物，殊觉可骇^③。以是而尊之为君，愚谓唯秦二世、明熹宗之为君，差堪比拟；而包络之相火，直与赵高、魏阉同类，此则非特大失心脏之功用，窃恐四千余年之为人君者，亦必不肯自认。况乎心家诸病，原系心脏本病为多，不得概谓之包络为病，又胡可妄指为包络代心行事。其亦知心脏本系发血回血之枢机，虽非如古人所谓知觉运动之主，而职在行血，川流无间，功用甚巨，亦安能以莫须有之包络代任其职，而竟谓之天君泰然不动耶？中国医学之空谈理想，而实则大非真理者，当以此类最为荒谬，罣误^④后学，贻笑^⑤外人。夫岂细故^⑥，爰^⑦为移于脾脏之次，使与小肠之腑，仍是表里联络，庶乎心脏之体用，显然昭著，非敢妄与古人反对，只以道破千古怀疑，实事实情，似是至当不易之定理。彼夫推崇心脏者，妄称君主，谬曰邪不可干。而轻之者反谓心君不动，欲以包络代君行令，岂非皆属空谈，妄生穿凿^⑧。吾侪^⑨处此开明之世，持论须以

① 端拱无为：指帝王庄严临朝，清简为政，无为而治。
② 冥顽：指愚昧顽固的人。清·赵翼《六哀·故公相阿文成公》："幕府一握手，商略诛冥顽。"
③ 殊觉可骇：特别觉得令人惊讶。殊觉，特别觉得。可骇，令人震惊。
④ 罣（guà 挂）误：贻误。
⑤ 贻笑：遗留下笑话。
⑥ 细故：琐事，细小而不值得计较的事。《史记·匈奴列传》："朕与单于，皆捐细故，俱蹈大道，堕坏前恶，以图长久。"
⑦ 爰：于是。
⑧ 妄生穿凿：胡乱地去穿凿附会。出自宋·张君房《云笈七签》："世传不真，妄生穿凿，唯按此行之，乃见其验。"
⑨ 吾侪：我辈；我们这类人。《说文解字》："侪，等，辈也。"

实在为发明，凡古人拘虚无谓之辞①，理当湔涤②净尽③。况医之为学，尤必切实发挥，证以实验，庶乎④坐可言而起可行⑤，方有效力可睹，然后吾邦旧学，不致为外界鄙夷，则此道始有进步。若徒⑥扪烛扣盘⑦，自以为是，而不复知其荒渺⑧可笑，宜乎⑨中医二字，徒授新学家以谈柄⑩矣。若夫手之厥阴一经，则既无包络，经于何有？缺之亦无不可。颐为此说，明知立论太奇，翻尽古人成案，大是骇之听闻，拘谨之士⑪见之，必多訾议⑫。实则本无心包之络，亦何必人云亦云，滋多疑幻，请与当世好学深思之士，一证⑬此中是否⑭，可乎？

---

① 拘虚无谓之辞：狭隘且毫无价值的言语文辞。拘虚：比喻见闻狭隘。《庄子·秋水》："井蛙不可以语于海者，拘于虚也。"无谓：没有意义，毫无价值。

② 湔涤：清除。

③ 净尽：一点儿不剩。

④ 庶乎：近似，差不多。

⑤ 坐可言而起可行：意思是坐能言，起能行。原指言论必须切实可行，后比喻说了就做，言行必须一致。《荀子·性恶》："故坐而言之，起而可设，张而可施行。"

⑥ 若徒：如果仅仅。徒，独，仅仅。

⑦ 扪烛扣盘：喻不经实践，认识片面，难以得到真知。宋·苏轼《日喻》："生而眇者不识日，问之有目者。或告之曰：'日之状如铜盘。'扣盘而得其声。他日闻钟，以为日也。或告之曰：'日之光如烛。'扪烛而得其形。他日揣籥，以为日也。"

⑧ 荒渺：犹荒唐之义，指行事非常离谱，不正常，不符合一般情理。

⑨ 宜乎：当然。宜，应当。乎，用在形容词、动词、副词的后面，表示事物或动作的状态，表"然"之义也。

⑩ 谈柄：话柄。被人拿来做谈笑资料的言行。

⑪ 拘谨之士：固执拘泥，不知道变通的人。

⑫ 訾议（zǐ yì 子义）：议论、指责人的缺点。

⑬ 证：验证；证实。

⑭ 是否：对不对；是不是。

本病

诸热瞀瘛[①]

【赵注】心主火，火胜则目眩筋急。

【正义】瞀者神识之昏瞀，瘛者手足之瘛疭，皆是阳升太过，气血上冲之脑神经病。《素问·至真要大论》所谓：诸热瞀瘛，皆属于火。初未尝指为心家之病，立说本极精当，然古人不知有胸[②]之神经，因谓主宰此身之知觉运动，皆系于心，而心为火脏，又是邃古[③]相承之旧，则失其知觉之昏瞀，失其运动之瘛疭[④]，在《素问》既明言皆属于火，自然当为心火太过之病。所以洁古竟以此证，列为心脏本病，而岂知病属脑经。虽是火证，而不能专以心立论耶？试观治此症者，只知清心退热，而不能潜降镇摄，以定气火之上冲，则必无捷效，其实在作用已可想见。洁古此条，不能不谓之拘守成说，尚少体验，而赵氏以火胜则目眩筋急作注，虽于病情尚未大谬，然系之心病，究属勉强涂附[⑤]，必非病理之真。《甲乙经·经脉篇》于少阴、厥阴两经，皆无此证，可知古人本不以是证作为心脏之病，此则洁古之失，而赵双湖望文生义之不可为训者，颐既确有所见，又何可不为前贤一证其误？

---

① 瞀瘛：视物模糊，昏花不清，为之瞀；筋脉拘急，手足抽搐为之瘛。

② 胸：《脏腑药式》作"脑"。当从。

③ 邃古：远古。

④ 瘛（chì）疭：手脚痉挛，口歪眼斜。

⑤ 涂附：牵强附会；随意篡改。

惊惑谵妄烦乱

【**赵注**】心藏神，心病则神乱。

【**正义**】脑主知觉，惊惑谵妄烦乱，实皆脑神经病，在今日固已尽人能知，无可疑者。然数十年前，此说未行，亦无不谓昏乱谵语皆是心病。此固不当苟责洁古之误，唯《甲乙经·经脉篇》言手少阴、厥阴两经为病，皆无是证，则可知上古医学，亦未尝以谵语惑乱等病，属于心脏。此古人自有真见，诚非后世俗解所可几及①，寿颐所以恒谓汉魏以下之医，已失上古真传者也。赵注心病神乱，亦是附会之辞，更不足辨。

啼笑詈骂

【**赵注**】与经言"喜笑不休"略同。

【**正义**】此亦是脑神经病。洁古认为心病，仍是世俗之见。虽《经脉篇》手厥阴经为病，已有"喜笑不休"一句，与经言"心之声为笑"其理可通，似此说当是上古相传之旧。然五脏之声，呼笑歌哭呻，皆言其常，则情志感动，发为声音，本是人生之常事。若曰笑而不休，已是大失其常，必非心脏应有之病。苟非神经昏瞀，知觉反常，何以有此？似经文"喜笑不休"之句，或亦后人所窜入②，上古医学，不当有此。

【**考证**】《脉经》《千金》皆作"善笑不休"似今本《甲乙》《灵枢》作"喜"者误。

---

① 几及：达到。《孟子·尽心上》："道则高矣，美矣，宜若登天然，似不可及也，何不使彼为可几及而日孳孳也？"

② 窜入：修改。

怔忡

【赵注】 即心火病。

【正义】 怔忡一证，虽非《甲乙经·经脉篇》所固有，然确是心气不宁之患，是为心脏之本病，唯有病源颇有不同。有心家血热，而神气不得安定者；有痰火肆扰，而振动不宁者；更有血液不充，心气虚弱，而摇摇馁怯[①]者。孰虚孰实，情状天渊，治法大有区别。赵氏概以心火言之，太嫌含混。《经脉篇》手厥阴经为病，心中憺憺大动[②]，实即后人之所谓怔忡[③]。洁古列此证于心病条中，义即本此。

【考证】 憺憺：《脉经》作澹澹，按：澹字与憺，音同义别，而古多通假用之。《说文》：憺，安也。《子虚赋》："憺乎自恃"。注："憺泊，静也。"（憺泊，今亦作淡泊。）《淮南俶真训》："蜂虿螫指而神不能憺。"注："定也"，皆是憺字之本义。若澹字则《说文》训为"水摇也"。《高唐赋》："徒靡澹淡"。注：水波文也。"《七发》："湍流溯波，又澹淡之。"注："摇荡之貌也。"《西部赋》"澹淡浮"。注："随风之貌。"皆是澹字之本义，是憺训"静"而澹训"动"，二字本义，正相反对，故《广韵·上声四·十九敢》"徒敢切"。憺训"恬静"，澹训"水摇动貌"。唯古人于同音之字，例得通用。《广雅·释诂一》："澹，安也。"又释诂四："澹，静也。"《汉书·礼东志》："憺容与。"注："安也。"《扬雄传》："澹泊为德。"注："安静也。"是皆借"澹"作"憺"之明证。而《经脉篇》"憺憺大动"又

---

① 摇摇馁怯：指气馁胆怯。摇摇：心神不定貌。

② 憺憺大动：中医病证名。心脏剧烈跳动不安。

③ 怔忡：中医病证名。为心悸之重症，又名心忪、忪悸。指心悸不因惊而发、心中动摇不宁而无休止者。《素问玄机原病式》："心胸躁动，谓之怔忡。"

借"憺"作"澹"。《脉经》作"澹澹大动"，则用本字本义耳。

健忘

【赵注】心藏神。

【正义】此证虽非《经脉篇》手少阴、厥阴两经所有，然心有性灵，记忆之力，未必不生于心。吾国旧说，殊未可废，唯病源有不同。盖心血不充，则记忆之力必弱，是健忘之属于虚者；若痰火扰之，心气不宁，亦有是证，则实病也。西学家言，虽谓记忆之力，皆属于脑，然亦必与精神血液，自有关系，固不可谓非心家之病。洁古列此证于心脏本病条中，实是应有之义，此不可醉心[①]新学，而竟以吾心为冥顽不灵[②]者。若其甚者，记忆之力全失，则为脑神经病矣。

自汗

【赵注】心主汗。

【正义】是证亦非《经脉篇》所有，然汗即血也，故医经谓：汗是心家之液。自汗、盗汗，皆是心热之外浮，心液之不守，故洁古以自汗属之心病。但实热虚热，大有不同耳。

诸痛痒疮[③]

【赵注】心主血，热伤血也。

---

① 醉心：对某一事物强烈爱好而一心专注。

② 冥顽不灵：形容愚昧无知。冥顽，愚钝无知。不灵，不聪明。

③ 疮：《脏腑药式》此下有"疡"字。当从。

【正义】是证本于《至真要大论》，亦非《经脉篇》所有。然诸疮皆血络之不清，病在脉络，不可谓为心脏本病，《至真要大论》只谓皆属于火，此不可以心脏合德于火，而遂以火病为心病者。且疮疡之患，更有因于湿，因于痰，且尚有因于寒者。唯痛之与痒，皆由火热为虐，《至真要大论》本有深意，乃洁古竟误认为心脏之本病。而赵氏更以热伤血附会之，几谓凡诸疡毒，皆属于热，则未为允当者也。

【补】心痛

【补曰】《经脉篇》手厥阴经为病有是证。此心家本病。

【补】渴而欲饮

【补曰】《经脉篇》手少阴经为病有是证，火盛则血耗津枯，故渴而嗜饮。

【补】面赤

【补曰】《经脉篇》手厥阴经为病有是证，盖心火之上炎。洁古列面赤于标病中，未是。手少阴厥阴之脉，不行于面也。

标病

肌热

【赵注】热在血分。

【正义】《经脉篇》手少阴手厥阴经为病，皆无是证。寿颐按：肌热盖即肌肤发热之证，其因甚多，必不可谓少厥两经之病。《经脉篇》少厥两经有掌中热、手心热两条，则以本经所过之部位言之，与肌肤发热无涉。洁古此条，乃混而言之，不无误会。赵注且以"热在血分"为之附会，更不知其何所指矣。

畏寒战栗

【赵注】热极似寒。

【正义】《经脉篇》少厥两经，皆无是证。寿颐按：寒战之证，其因亦多，胡可误认为少阴厥阴经之病，洁古此条，殆以心阳不振言之。然果是心气虚而为凛寒，则为心脏之本病。亦不当列于经络之标病中，且断不可混而言之，概以寒战指为心病也。洁古之意，殊不可解。赵氏以热极似寒作注，其意以为心是火脏，当有热病，不当有寒病，故不妨穿凿言之，姑为附会，抑知热深厥深之证，百中不得一二，何得舍其常而言其变，索隐行怪[1]，恐非荡平正直之坦途矣。

舌不能言

【赵注】心主舌。

【正义】《经脉篇》少、厥两经，虽无是证。然心手少阴之脉，从心系上夹咽，是脉与舌本相连属，故洁古以舌不能言，属于心之经脉为病，赵氏以心主舌为注，则当为心脏之本病非标病矣。

面赤目黄

【正义】《经脉篇》手少阴经，有目黄一证，手厥阴经有面赤、目黄二证。按心手少阴之脉，从心系上夹咽，系目系，故目黄属

---

[1] 索隐行怪：求索隐暗的事情，而行怪迂之道。比喻行事常喜怪径，舍近求远。《汉书·艺文志》："索隐行怪，后世有述焉，吾不为之矣。"

于心之经络为病，盖经络中之湿热浸淫也。面赤当是心热之上炎，宜系之本病条中，不当属于标病。盖少阴之脉，从心系上夹咽，而系于目系，其脉及内而上行及目，非外行于颜面之间，不比六阳经之循行，皆在面部。此寿颐以面赤一证，补入上文本病之末，遵经意也。

心烦热

【正义】《经脉篇》手厥阴经为病，有烦心一证，是心脏之热证，非经络为病。此当补入上文本病条中。

胸胁满痛

【正义】心手少阴之脉，起于心中，出属心系，其直者，从心系上肺，上出腋下。心主手厥阴之脉，起于胸中，其交者，循胸出胁，下腋三寸，上抵腋下。故少阴之脉为病，有"胁满痛"一证。今本《灵枢》作"胁痛"，无"满"字，而《甲乙经》《千金》皆有"满"字。洁古此条，亦作"满"，正与《甲乙》《千金》合，则今本《灵枢》无之，非也。厥阴之脉为病，有胸胁支满一证。支读为楮撑之楮。皆经脉所过之部也。

【考证】上出腋下之"上"字，今本《灵枢》作"下"。似以肺下二字连属读之。考王注《素问》作"上出腋下"，则其脉由肺而上行，以横出于腋下也，于义为长。《甲乙经》亦作"上"，明证今本《灵枢》之误，犹在启玄所见之后，此《灵枢》之不可为训者，不可不正。

痛引腰背肩胛肘臂

【正义】手少阴、厥阴之脉，不行于腰背肩胛，故《甲乙经·经脉篇》手少阴脉为病，有臂厥一证，又有臑臂内后廉痛厥一证。手厥阴脉为病，有臂肘挛急一证，皆本经循行所过之部，而并不言及腰背肩胛。洁古乃以腰背肩胛，与肘臂连类言之，殊非本经应有之义，此经络循行，各有分野。不可信手拈来，唯吾非所欲者也。

【补】嗌干[1]

【补曰】《经脉篇》手少阴脉为病，有咽干一证，以少阴之脉，从心系上夹咽也。

【补】掌中热痛　手心热

【补曰】《经脉篇》手少阴脉为病，有掌中热痛一证，手厥阴脉为病，有手心热一证，又有掌中热一证。以少阴之脉，入掌内后廉。厥阴之脉，入掌中也。

【考证】今本《甲乙经》手厥阴脉之节，无"入掌中"三字，而《灵枢》有之，《脉经》及《千金》皆有之，则今本《甲乙》之脱误可知，当从《脉经》为是。

火实泻之

【赵注】心属火，邪气有余，则为实，故用泻。下分四法。

---

[1]　嗌干：病证名，指咽干。出自《五十二病方·阴阳十一脉灸经》。

泻子

【赵注】土为心之主，泻脾胃之热，而心火自清。

【正义】心脏合德于火，血液运行，循环无间，本恃清阳之气，以成乾健之无疆，此心以阳刚为用，本不当泻，唯阳焰有余，是为实火太过，反以耗液铄阴，则不可以不泻。而心热泻脾，虽曰实则泻子之恒法。然心阳太亢，脾承其燥，即大气亦壅塞而不通，故泻脾之热，即所以清心之火，母子相生，固有息息相通之理也。

黄连

【赵注】苦寒泻心火。王海藏曰："泻心实以泻脾也。"

【正义】黄连大苦大寒，而色正黄，故入脾胃而泻湿热。仲景泻心汤，名虽泻心，而治在中焦，岂非脾土湿热之主药。

大黄

【赵注】大泻血分实热，入足太阴、足阳明。

【正义】大黄苦寒直降，虽为三焦实火通治之品，而色黄先入中州，亦是脾胃之主药。寿颐按：脾家泻热之品，本不只此大黄、黄连二者，如芩、栀、地黄、柏皮诸物，其味皆苦，其色皆黄。苦先入心，黄先入土，固无一非泻心主药，亦无一非泻脾胃之实热也。

气

【赵注】火入上焦，则肺气受伤，甘温以益元气，而热自退，虽以补气，亦谓之泻火；火入下焦，则小肠与膀胱，气化不行。通水道，泻肾火，正以导赤也。

【正义】心经热炽，则气火俱盛，于法当泻。洁古于火实条中，分列气、血二层，本是泻心题中应有之义，唯既以泻气分之火，与泻血分之火，两纲并列。则自当以气清而性凉者，隶于气分，如连翘、栀子、竹茹、竹叶之类，皆是心经气分泻火之药；又当以质浊而性寒者，隶于血分，如三黄、生地、玄参之类，皆是心经血分泻火之药。浅而易知，必无奇僻①之路，可以矜奇炫异②，何以标题则曰泻在气分，而用药则是甘草、人参，以大补之品，用于实火当泻之证，此虽三尺童子③，必有期期以为不可者④。北辙南辕⑤，真是百思而不得其解。而双湖于此，偏能以甘温益元气而热自退，为之注释，且申之以"补气亦为泻火"一句，则温以退热，补以作泻，俱可信笔涂鸦⑥，唯吾所欲⑦，安得有此医理药理？岂不知甘温能退大热，本为虚热而言，然本文则明明在火实

---

① 奇僻：亦作"奇辟"。奇特，异常。
② 矜奇炫异：夸耀奇特，标新立异。矜奇：炫耀新奇。清·王士禛《池北偶谈·谈艺三·唐书》："予尝论《新唐书》不及《旧书》，盖矜奇字句，全失本色。"炫异：亦作"炫异"。炫耀与众不同。清·采畴《谢亦嚣诗集·序》："一切触景怀人、因时寄兴之作，不矜奇，不炫异，祇自率其性情之真，以写其性情之适。"
③ 三尺童子：指年幼不懂事的儿童。
④ 期期以为不可者：坚持不同意见。出《史记·张丞相列传》："臣口不能言，然臣期期知其不可；陛下虽欲废太子，臣期期不奉诏。"期期是拟声词，形容周昌着急时口吃的样子。
⑤ 北辙南辕：想往南却驾车向北行驶。比喻行为和目的相反。
⑥ 信笔涂鸦：胡乱写作。信：听凭，随意。信笔：随意书写。涂鸦：随便乱涂乱画，形容字写得很潦草。
⑦ 唯吾所欲：狂妄自大，我想怎么样就怎么样。

可泻条中，那得谓实泻^①亦有应用参、甘之法。以此而为用药之式，宁不可骇？寿颐窃疑洁古本书，文字最简，此条参、甘二物，必是传写之讹，与其随文涂附，重为洁古之累，何如置之不论，免滋^②后学之疑。若双湖所谓火入下焦，气化不行，通水泻火，正以导赤，则为赤苓、木遵、黄泻^③等言之，固以泻心火而使之下泄也。观洁古以赤苓等三味并列，则泻火之义，固已明白了解，又安有以参、甘大补，并为一陶同冶之理。

甘草

【**赵注**】生用泻火；入凉剂，则泻邪热。

【**正义**】生草泻热，虽有是说，然甘腻厚味，究非实火所可妄用。

人参

【**赵注**】大补元气。生亦泻火。

【**正义**】参能补气，是滋养阴液而元气自充，实非气分之药。生用泻火，亦是甘寒能退虚热，万无可泻实火之理。

赤茯苓

【**赵注**】泻热行水，入小肠气分。

---

① 泻：《脏腑药式》作"火"。当从。
② 免滋：避免增添。
③ 木遵、黄泻：《脏腑药式》作"木通、黄柏"。当从。

【正义】赤茯苓泻热行水，泄膀胱而心热自降。洁古列之气分药中，以下流通导，而高源之气火，随之以泄耳。

木通

【赵注】通小肠膀胱，导湿热从小便出。

【正义】木通质松而通，其味苦降，故通泄湿热而疏气化。能泻心经实火者，亦沟渠通而高源自无壅滞耳。

黄柏

【赵注】沉阴下降，泻膀胱相火。

【正义】柏皮大苦纯阴，专入下焦，泻有余之热。

血

【赵注】火入血分，则大①热，凉血所以泻火。

【正义】心脏本是发血回血之中枢，阳焰太亢，未有不入血分者，此泻心诸法，所以多是凉血之品也。虽能清血分之热者，不仅下文丹参、丹皮、生地、玄参四味，如芩、连、栀子、紫草、地榆、旱莲、紫参之类，药品颇多，不可枚举。然气味近似，理法皆同，举一反三，是在善学者之神而明之②耳。

---

① 大：《脏腑药式》作"血"。当从。

② 善学者之神而明之：要真正明白某一事物的奥妙，在于各人的领会。领会并揭示这些道理，要靠每个人自己的体验。善学者：善于学习的人。

丹参

【**赵注**】色赤入心，破宿血①，生新血。

【**正义**】丹参色赤，活血行瘀，含有温通作用，虽非如生地、玄参之专于寒凉者，唯既能入血导滞，则谓之能泻血分，亦无不可。凡行血疏络之药，古人多谓之去瘀生新，以瘀滞既通，则来源自洁，斯新血清冽，而流动自如，实非真能补血益血液也。

丹皮

【**赵注**】泻血中伏火，凉血而生血。

【**正义**】丹皮入血分，退热清火，能泄血中久瘀之热。

生地黄

【**赵注**】泻心火，凉血而生血。

【**正义**】古之所谓生地，即今之所用鲜生地，大寒清热，直入血分。

玄参

【**赵注**】壮水以制火。

【**正义**】玄参色黑，纯阴制火，清泄血热，洵是专长。

---

① 宿血：瘀血。

镇惊

【赵注】心藏神，邪入心包则神不安，化痰清热，兼以重坠，亦镇惊之义也。

【正义】心为藏血之主，血液滂沛①，斯神气自雄，何至惊怯，经所谓心藏神者，其义如是。岂果有一有形之物，号为神者，藏于吾心之中耶？唯心液不充，则正气怯馁，而神不自恃，于是惊悸恐慌，心无所主。惊为心病，谁曰不然，然此为虚证，法当养液宁神，以培其本，非金石重坠强与镇压所可奏效者。否则落井下石，岂非大害？唯阳焰太亢，痰热上蒸，震撼心君，致令不定者，斯宜镇摄涤痰，泄其浊垢，而心神乃静。洁古以镇惊一条，列于火实泻之之类，其意可深长思也。赵注邪入心包，本为痰热熏灼之火邪而言，欲清其热，必以涤痰为第一要义，但与清凉，则无效果。亦有胃肠实滞，大府不行，而实热上熏，以致神识昏蒙，惊惕震荡者，尤宜疏泄宣导，俾地道一通，气火自降，此皆非清心之药，如犀角、牛黄之类可以有功。盖"邪入心包"四字，本是理想之辞，须知心包非真有一物，包络吾心，不过浊气上蒙，心神无主，不去其所蒙者，则虽汇集清心贵药，毫无所应，而世俗治此，唯有牛黄、至宝等方，龙脑、磨香，大开心窍，反使辛香走窜，更耗心神。殊不知此心之中，固未尝闭塞痰热于内，此即"邪入心包"四字误之。而二百年来，叶氏之说盛行，凡有作者，莫不和而倡之，同然一辞，从未有知邪之本未入心者，此九

---

① 滂沛：气势盛壮貌，丰盛貌。

芝封翁①犀角、膏黄之辨②，所以大有功于医学者也。

朱砂

【赵注】泻心经邪热，镇心定惊。

【正义】朱砂重坠，能使痰热下降，亦治实证。

牛黄

【赵注】清心解热，利痰凉惊。

【正义】牛黄是通灵之物，原系血液凝结而成，其形象心，黄中通理，故专入心家，为清心妙品。然其质松脆，其性轻清，入心清火则有余，镇坠下降则不足。世俗以为能治热痰，尚是想象得之，非其真实力量。故凡肺胃痰热，蒙蔽清虚，或气火上淫，心神震荡者，皆非心脏自有之热，误服牛黄，反以引邪归心，比之献门迎贼。而牛黄丸、至宝丹，合之脑、麝，香能窜走，尤其为害，然举世医家，无不踵此谬误③而不自知。观洁古以此物列入镇坠队中，则可知人云亦云，而不能于物理上体验以求其真，医林之通病，固不自近日始矣。

---

① 九芝封翁：即陆懋修，清代医家，元和（今江苏苏州）人。字九芝，著《世补斋医书文集》《不谢方》《伤寒论阳明病释》《仲景方汇录》等。封翁，因儿子功名而得受封赠的人。陆懋修之子陆润庠，字凤石，同治十三年（1874）状元，历任国子监祭酒、山东学政。后任工部尚书、吏部尚书，官至太保、东阁大学士。

② 犀角、膏黄之辨：出陆懋修《世补斋医书》，"病岂必无膏黄之不能愈，而待愈于犀角者哉？

③ 踵此（zhǒng）谬误：沿袭谬误。踵：在后面跟着；追随。

紫石英

【赵注】重以去怯，入心肝血分。

【正义】石英重坠，能镇气火之上炎。色紫者入血而清血热。

【补曰】心神为病，每因于气盛火炎，冲激震撼为虐[1]，镇坠以安定之，即徐之才[2]十剂中之重剂，所谓重可镇怯者也。唯镇坠之与摄纳，功效相似，而药理则颇不同。镇者但取其重坠，以遏抑其上冲之势焰，如铁落、青铅、赭石、石英之类，以物质为体，从而压之，使如巨鳌载山[3]，屹然不动，而中流有砥柱之权；摄者兼取其吸引，而收摄上越之浮阳，如龙齿、牡蛎、玳瑁、龟、鳖之厉[4]，以物理为用，从下引之，使如磁石吸针，自然收纳，而阴阳有翕合[5]之机。一治其上，一治其下，体用大别，各有精义，虽似交互成功，两相济美，然摄纳之法，为效尤捷，且无流弊，殊胜于镇压失宜，或有千钧一发之可虑也。洁古于此，但有镇坠而无摄纳，尚是缺点。若夫火升痰升，亦有是证，则泄痰一法，尤不可少。

神虚补之

【赵注】心藏神，正气不足，则神虚，故用补。下分三法。

---

① 虐：侵害。

② 徐之才：字士茂，北齐丹阳（今安徽当涂县小丹阳镇）人。撰有《雷公药对》。

③ 巨鳌载山：比喻承受深重的恩情。鳌，古代中国传说的大海龟；戴，用头顶着。大鳌的头上顶着山。

④ 厉：《脏腑药式》作"属"。当从。

⑤ 翕合：相交。

【正义】心是血液之主，血虚则神虚，补心之法，唯有养津液以生营血而已。洁古亦以补母，及气血分为三纲，尚嫌呆相^①。

补母

【赵注】木为火之母，虚则无以生木^②，故补心必先补肝。

【正义】虚则补母，本是五脏补虚之通例，唯木为火母，而心虚补肝，殊觉不适于用。盖肝为刚脏，常恐其横逆为患，故四脏多宜于补，独于肝则多用清泄抑降诸法，而绝少补益之药。正以其善动难驯，似不虑其疲弱无用，即曰肝虚者宜养肝阴，亦是滋水养血，为潜摄肝木不易之定理。滋水者^③，补心脾以涵肝之阳。皆非补肝正面文字。若洁古此条，固在正面着想，而乃首录细辛，辛温达木，谓之补肝，确能助肝之阳，然刚燥辛升，治肝虚则恣肆助虐，治心虚则猛烈耗气，殊与本条之"神虚"二字不称。即推之生姜、陈皮，亦岂神虚之病所宜，是为迂远不切^④，而无裨实用^⑤，不如删去补母一条，而直以安神养血为补心子目，庶乎切实合用，而学者乃易读见^⑥解矣。

细辛

【赵注】辛温肝。

① 呆相：痴呆的样子。
② 木：《脏腑药式》作"火"。当从。
③ 者：《脏腑药式》此下有"补肾以益肝之母；养血者"十字。当从。
④ 迂远不切：不切合实际。
⑤ 无裨实用：没有实用价值。
⑥ 见：《脏腑药式》作"易"。当从。

【正义】辛温行气，助肝之用，可也。若心阳不充，而以是药运其乾健，亦未始不合补心二字之义，则所谓补心者，助心之阳耳，阴液虚者，不可误认。

乌梅

【赵注】味酸入肝。

【正义】乌梅大酸，能敛肝阳而养肝阴，心气耗损之症，固以酸收为宜。而痰热内蒙，神志恍惚者，不可误用。

麦①仁

【赵注】甘酸而润，专补肝胆。

【正义】枣仁微酸，固是补养肝阴主药，然诸仁皆果实之中心，多含有养心功用，枣仁尤其坚凝，却是补心正将。洁古不入之补心补血队中，而反以为补肝，似未免重其所轻，轻其所重。

生姜

【赵注】肝欲散，辛散所以补肝。

【正义】生姜之辛，善于泄散，入之补队，谁不怀疑，唯心阳馁怯者，或可借是以鼓舞振作之，然亦非补字正义。而赵氏且谓其辛散所以补肝，吾不知辛散与补肝四字，何以而能并为一气。此公文字，匪夷所思。

---

① 麦：《脏腑药式》作"枣"。当从。

陈皮

【赵注】辛能散，入厥阴，行肝气。

【正义】陈皮芳香，能行滞气，入肝行气者，助其发越耳。列之补队，终嫌迂远。

【补曰】补肝阴以养心血，是为虚则补母之正旨，当选酸甘滋液之品，如白芍、萸肉等类。洁古录乌梅、枣仁，是其正例，何乃杂以细辛、生姜、陈皮，泄散有余，且耗正气，谓是补药，可谓奇语。

气

【赵注】膻中为气海，膻中清阳之气不足，当温以补之，即降浊升清，亦所以为补也。

【正义】心以阳刚用事，必阳和敷布，而发血回血，乃合天行乾健之常。阳气稍衰，乾纲已馁①，此补心者，固自有振动清阳以益心气之一法。洁古录桂心以补气，是其义也。然又录以茯苓、泽泻淡渗之物，则利水伤津，与补气正义，得毋太远？而赵氏意能作降浊升清，亦以为补之注语，望文生义，曲为附会，以为本师护法，则善矣。然转展曲折，不切于用，其如之何？

桂心

【赵注】苦入心，补阳活血。

---

① 乾纲已馁：喻心阳虚衰。乾纲：天的纲维，天道。《晋书·华谭传》："圣人之临天下也，祖乾纲以流化，顺谷风以兴仁。"馁：本意是指饥饿，也指鱼腐烂变质。引申为丧失勇气。

【**正义**】桂心辛温通阳，能治心阳之不振。赵谓补阳活血，确是辅助阳和之气药。

泽泻

【**赵注**】利湿热。湿热既降，则清气上行。

【**正义**】泽泻泄降，谓之补气，终属可疑。赵谓利湿热是也；又谓湿热降而清气上行，为有湿热者言之，本无不可，然必不能泛以为补气之药。幸得双湖善悟，而泽泻遂能补气。设令学子不谙①其奥，轻率效颦②，宁不一误再误？此其中虽不无至理，然太嫌迂曲幽邃，必不当直捷言之。

白茯苓

【**赵注**】安心益气，定魄安魂。

【**正义**】向来寻常见解，每谓茯苓是渗利之药，似乎镇水涤饮，去补气之义尚远。寿颐则谓茯苓禀松根余气，蟠结而成，久伏土中，确有坚凝固定情性。洁古于此，列入补心补气队中，颇有深意。赵注安心益气，定魄安魂八字，亦是至理。皆能识得药物之真，此与世俗之见，仅仅知为利水化饮者，不可同日而语。但洁古既录茯苓神，则茯苓可删。

---

① 不谙：不了解，没有经验。谙，熟悉。《说文解字》："谙，悉也。"
② 效颦：即东施效颦。比喻不考虑条件而盲目模仿，效果恰恰相反。效，仿效。颦，皱眉头。

茯神

【赵注】开心益智，安魂养神。

【正义】茯神抱木，自有养育心气之意。赵注开心益智，犹言开发心思而益人智慧，非开窍泄散之谓。

远志

【赵注】苦泻热，温壮气，能通肾气，上达于心。

【正义】远志苦而微温，泄化痰涎，温和血脉，而能疏通滞气。古以为补心益气者，以痰饮荡涤，血液通行，则心阳敷布，实非守而不走，补益之品。洁古以为气药，深知此物之功用。双湖乃以苦泻热，与温壮气六字，两两相对。试问既以泻热，岂能与温字直接，何其信手拈来，而自矛自盾，一至于此！且此物之所以交通心肾者，以其苦温开泄，则心火自降，而坎离成交泰之爻[①]，非升提肾气，使之上升也。须知肾气宜藏，万无开通发蛰之理。赵乃谓通肾气而上达于心，一似入肾通气，能引之上行者，则偶然立说倒置，而其理且大相刺谬矣。

---

① 坎离成交泰之爻：肾属坎水，心属离火，喻心肾相交，水火相济，身体安定平和。坎代表水，离代表火，交泰，指天地之气和祥，万物通泰。《周易·泰》："天地交，泰。"王弼注："泰者，物大通之时也。"言天地之气融通，则万物各遂其生，故谓之泰。爻，本义是指组成八卦的长短横道。卦的变化取决于爻的变化，故爻表示交错和变动的意义。

石菖蒲

【**赵注**】辛苦而温，通窍补心。

【**正义**】石菖蒲苦辛微温，芳香之气甚烈，古谓之昌阳者，正以其能昌大阳气，名之以其功也，辟除秽恶，泄化痰浊，振动流利，鼓荡心阳，故为补益心气之药。菖蒲、远志二物，宋元以来，并辔而行，皆以治痰塞神昏之证。说者每谓二者善开心窍，遂觉不敢轻用，即用之亦分量极轻。不知神昏之故，系于痰气上升，冲激脑经，非痰能塞心之窍，二者之治，全以利气而开泄痰浊，何能开心之窍？今东国人专以远志治痰，重用独用，毫无流弊，即《本经》主咳逆，除邪气，利九窍之正义。即曰菖蒲芳香，得清气之正，故能驱湿浊而开痰垢，亦不致竟伤心神，较之脑、麝之走窜猛烈者何如。奈何世俗之推此等证者，偏畏菖蒲而不敢投，反相率①从事于牛黄丸、至宝丹，以耗散真气，助其飞扬，无乃不思之甚耶！寿颐按：心以血为主，赖有大气流行以运用之，乃能鼓荡周旋，无微不至，而心家之全体大用乃备。此补心血者，自必当兼助心家之气，然善补气者，必以摄纳镇静，弗令耗散为上，则益智、萸肉、白芍、枣仁、贝齿、龙齿之属，皆能固护心神，保守心气，庶为补家正将；又如柏仁、淮麦之类，亦养心凝神，双调气血之良品。然洁古均未之录，而菖、远、桂心，具有辛散功力者，借以发越心阳则可，究非补气二字之正义。

血

【**赵注**】心主血，补心必先补血，生新去滞，皆所以为补也。

---

① 相率：一个接着一个。

【正义】心为生血之渊源，而心气之盛衰，又视乎血液之盈虚，而与为消长，故补心之主义，自必以补血为正面文字。赵注"去滞"二字，与补之正旨太远，虽曰瘀滞去而来源自清，古人用药，必有此法，然以通为补，终是有为为之[①]，必非补字普通法守。此拱云托月，点缀之品，不能作为危微精一[②]之薪传者[③]也。

当归

【赵注】苦温助心，为血中气药。

【正义】心以阳为用，发血回血，皆赖气以行之，所谓气为血帅。则补血之法，必不可专事滋腻，反有呆滞不灵之弊。当归富有脂液，而气味辛苦甘温，能滋液以补血之体，能流利以助血之用，固是血家主药。唯其气甚烈，走窜有余，升动之力颇猛，古人有独用重用之法，寿颐窃以为未妥。

熟地黄

【赵注】入手少阴、厥阴，生精血。

【正义】地黄味厚，其性纯阴，补血滋液，确是专长，是为心脾肝肾四脏之养阴主药，不可谓其专入少厥两经。但滞腻太过，不当独任。《局方》四物，从《金匮》之胶艾汤得来，归、地同用，所以调剂两者而使之平，自有妙用，临证时相体裁衣，斟酌

---

① 有为为之：居个人私利、心存妄念去做某些事情。

② 危微精一：人心是危险难安的，道心却微妙难明。唯有精心体察，专心守住，才能坚持一条不偏不倚的正确路线。出《尚书·大禹谟》："人心唯危，道心唯微，唯精唯一，允执厥中。"

③ 薪传者：柴虽烧尽，火种仍可留传。比喻道术、学术相传不绝。

其宜通宜守而轻重用之，方有捷效。若耳食^①之徒，辄^②谓四物是补血之方，妇女主药，不问病情，呆方混写^③，则笨伯^④矣。寿颐按：心脏乃血液之橐钥^⑤，补心者自必以补血为唯一主义，然补血之药夥^⑥矣，凡味厚养阴，生津滋液之品，无一非补血之用，即无一非补心之主，药物孔多^⑦，殆难悉数^⑧，而洁古乃只收归、地二者，何其谨严若此！盖归取其走，地取其守，一以滋养益血之体，一以流动助血之用，举此二者，以例其余，非谓唯此二物独能补血也。

乳香

【赵注】香窜入心，调和气血。

没药

【赵注】通滞血，补心虚。

【正义】乳、没二者，气芳香而质黏滞，诚是气药中之血药。

---

① 耳食：指全凭道听途说，人云亦云的人。出《史记·六国年表序》："学者牵于所闻，见秦在帝位日浅，不察其始终，因举而笑之，不敢道，此与以耳食无异。"

② 辄：就；总是。

③ 呆方混写：死板教条，胡乱开方。呆，不灵活；死板。混，乱，胡乱。

④ 笨伯：指身体肥大、行动不灵巧的人，泛指愚笨者。

⑤ 橐钥（tuó yuè 陀月）：亦作"橐籥"。古代冶炼时用以鼓风吹火的装置，犹今之风箱。喻指本源。

⑥ 夥：多。

⑦ 孔多：很多。《诗经·小雅·小旻》："谋夫孔多，是用不集。"孔，文言副词。很。

⑧ 殆难悉数：几乎难以全都列举。殆：几乎，差不多，大概。悉数：全数、全部一一列举。

外科金疮用之，极易生肌长肉，以为补血，岂作实验。然入之内服药中，则以气用事，走窜有余，补益不足，谓入血分，殊有难安。观气滞结痛之证，服之尚觉有功，则行气之效用也，俗人误以止痛为乳、没唯一功能，遂不问气虚气滞，一概乱投，已极可哂^①，且更有以入疡科之煎剂者，欲以治肌肉之肿溃腐痛，更是奇极，且古方皆入丸散，不入煎剂。试读濒湖《纲目》，尚皆如此，奈近人皆不谙此旨，岂知凝结罐底，胶凝杯中，而味又恶劣，闻之欲呕，皆耳食之误也。

本热寒之

【赵注】不言本寒者，心虚则寒。上文补虚条中已有之，省文也。

【正义】心家本热，即心火太过为病，上文火实泻之一条，皆清心凉血之药，于法已备。则此条殊嫌复选，虽洁古所录药物与上条未必尽同，然病理药理，固无以异也。

泻火

【赵注】虚用甘寒，实用苦寒。泻火之法，不外二端。

【正义】上文以火实泻之标目，则有实火而无虚火。此条但言泻火，似可如赵氏之注，兼赅^②虚实两层。然正气旺而火炽者，苦寒直折是矣。热已盛而津伤者，固当用甘寒生津，然药犹用寒，仍非虚火证治。盖唯其有火可泻，则其症尚在实热一边，苦寒、

---

① 已极可哂（shěn 沈）：极为可笑。已，已经。极，极点。哂，本义为心情轻松。引申为微笑。

② 兼赅：亦作“兼该”，兼备，包括各个方面。清·陈康祺《郎潜纪闻》：“清操亮节，体用兼赅。”

甘寒，既皆以寒治热，决非专为虚证立法。若其阴虚火动，则滋养调阴，必不可利用寒药，此古人谓实火可泻，虚火可补，自有深意。洁古此条，以泻火标目，而药录黄芩、芒硝，是也。又录麦冬，已失泻字分量。双湖虚用甘寒之注，意在为洁古用麦冬一味护法，岂不知黏腻之质，虽属甘寒，而非泻药耶。

黄芩

【赵注】苦入心，寒胜热，泻实火。

竹叶

【赵注】甘寒泻上焦烦热。

【正义】竹叶气味俱清，而性轻扬，故泻上焦之热。欲清心火，宜用卷心之尚未舒展者，取其形紧而实，发于中心，能通心气故也。

麦冬

【赵注】清心火，润肺燥。

【正义】麦冬一本，直联多节，而有坚韧一茎之中心以贯之，故能入心而清心热。唯滋腻有余，殊非泻药，唯津枯喉舌干燥者宜之。

芒硝

【赵注】苦寒除热。

【正义】芒硝咸寒直下，无坚不破，荡涤腑实最佳，不可谓是心家之药。然邪去则正自安，故亦治上焦实火。

炒盐

【赵注】泻热润燥，补心。

【正义】咸是水之正味，以治心火，借北制南①之法，确是泻火。而赵氏反谓补心，殊是误会。

凉血

【赵注】凉血亦不外泻火，但泻血中之火，则为凉血。

【正义】上文火实泻之条中已有之，此亦复出。

生地黄

【赵注】入心泻火，平诸血热。

【正义】此亦今之鲜生地，上文亦有此药。

栀子

【赵注】色赤入心，泻心经邪热。

【正义】栀子苦寒，而清心经之热者，以其本是坚实之物，且形圆而锐，极似心脏，气化最近，故能入心，非以其色也。乃赵氏谓为色赤而附会之，则栀子色黄，谁不知之，何苦为此欺人之

---

① 借北制南：指用咸寒之品清泻心火。

语。此指鹿为马^①之故智，岂赵氏之家学，固当作此惯伎^②耶！

天竹黄

【赵注】入心经，泻热豁痰。

【正义】竹黄乃竹中精液凝结而成，聚于节内，而性质极轻，故入上焦，为清心化痰妙品。

标热发之

【赵注】不言标寒者，心经在上，非寒邪所能干，且心主血脉，邪入于脉，已非在表，有热无寒可知。

【正义】洁古之所谓标病，以本经之络脉而言，手少阴之气，本是君火，而厥阴则阴尽阳生，亦自化火，固多热证而少寒证。洁古于本经立标热一条，自是在经应有之病。然在经有热，于法当清，庶^③合阴平阳秘之正。若内有热而更发之散之，则火焰愈张，势必燎原莫救，譬如炉中炽炭，而举扇扬之，岂不焱焱炎炎^④，不可向迩^⑤，亦犹室中失火，不急扑灭，而反大开窗户以吐其

---

① 指鹿为马：指着鹿，说是马。比喻故意颠倒黑白，混淆是非。出《史记·秦始皇本纪》。

② 惯伎：惯常使用的方法或手段。

③ 庶：几乎，将近，差不多。

④ 焱焱炎炎：焱焱，光采闪耀貌。汉·班固《东都赋》："羽旄扫霓，旌旗拂天，焱焱炎炎，扬光飞文。"炎炎，指火炽盛貌。《孔子家语·观周》："焰焰不灭，炎炎若何？"

⑤ 不可向迩：不可接近。出自《尚书·盘庚上》："若火之燎于原，不可向迩，其犹可扑灭。"形容人或事物让人难以接近。

焰，则风发飚举[1]，其烬也可立而待。何意洁古于此，反以标热散之为用药程序，那不可怪？厥后[2]高足东垣，立升阳散火一法，其源盖即本于易老此节散热之旨。然为阳郁于中，而表有寒邪，束之于外，所以热愈郁蒸，而阳无外泄之路，其见证则内热弥盛，表尚凛寒，所以有升、柴之治。初非专用以发在经之热，病形虽若相似，而有表无表，千里毫厘，万不可混，是东垣之青出于蓝者。而洁古此条，未免误会。考易老之学，最长伤寒。古治伤寒，必以善用表散为能手。史称刘河间病伤寒，自治不愈，得洁古医之而安。盖其生平之擅场[3]在此，遂误谓在经之热，皆可泄散。究之心经有热，实是内生之火，既非外感，又无表寒，"散之"二字，太不可训。赵注谓心经在上，非寒邪所干，是为清初医家伤寒足经热病手经之说所束缚，亦不足据。如其清阳不振，心气自馁，岂非心经之寒证，上文桂心、细辛等味，岂非为心经虚寒而设，何得随文敷衍，前后不自照顾？又谓邪入于脉，已非在表，有热无寒云云，更是信口雌黄，如涂涂附。岂不知果是寒邪，入腑入脏，所在多有，何论血脉。本条只言标热，但以本经有热言之可耳，何必牵到反面去，而龈龈然[4]强辩其必无寒病耶！

【补曰】心经热病，自当以清理为主，如栀子、连翘、竹茹、竹叶之类，能清心脏之火，亦可泄化在经之热。然上文泻火二条，固已概括无余，则于此再以标本分条，实是迭床架屋[5]。盖心家在脏在经络之病，本难划分界限者也。

---

① 风发飚举：迅速而势大。风发，比喻迅疾。《资治通鉴·晋成帝咸和五年》："俟足下军到，风发相赴。"胡三省注："风发，言其速也。"飚，指暴风。形容声势大，速度快。

② 厥后：从那以后。

③ 擅场：压倒全场；技艺高超出众。

④ 龈龈然：咬牙出声，表示争辩的样子。龈，牙根。

⑤ 迭床架屋：比喻重复、累赘。出北齐·颜之推《颜氏家训·序致》："魏晋已来，所著诸子，理重事复，递相模学，犹屋下架屋，床上施床耳。"

散火

【赵注】火郁则发之，升散之药，所以顺其性而发之，与解表发表之义不同。

【正义】心经有热，更投发散，本是洁古之误。而赵氏且能为之应声，只知回护①本师，不顾义理之难安。汉唐经学②注疏③，已成恶习，不图医界中亦复沾染及之。果如所言，升散之药，所以顺其性而发之，则火已炎炎，而可更顺其性，真是抱薪救焚④之妙手。要知火性顺矣，其如黔庐赭垣⑤，顷刻灰烬何？且可谓升散与解表不同，吾不知下文所收麻黄、柴胡之药，何故而能有异于解表发表，惜乎不能起双湖氏于九原⑥，而一质证之以亲聆其解颐⑦之妙语也。

甘草

【赵注】入汗剂，则解肌。

---

① 回护：袒护、庇护。回，回避，逃避。宋·罗大经《鹤林玉露》卷十六："古人是则曰是，非则曰非，明白正直，曾何回护。"

② 经学：注疏经书要义的学问。经，一般指儒家经典，通过对经书字句、内容的考释，以了解经文真正要表达的意思。

③ 注疏：注文和疏解的合称。注，对文章或书籍正文字句的注解，又称传、笺、解、章句等。疏，对注的注解，又称义疏、正义、疏义等。注疏的内容关乎经籍中文字正假、语词意义、音读正讹、语法修辞，以及名物、典制、史实等。

④ 抱薪救焚：意思是用错误的方法去消除灾祸，结果使灾祸反而扩大。

⑤ 黔庐赭（zhě者）垣：（大火）烧黑了房屋，烧红了墙壁。庐：简陋居室；古代沿途迎候宾客的房舍。赭：中国传统色彩名词，红色、赤红色、深红色。

⑥ 九原：泛指墓地。唐·皎然《短歌行》："萧萧烟雨九原上，白杨青松葬者谁？"

⑦ 解颐：开颜而笑。出《汉书·匡衡传》："匡说《诗》，解人颐。"颜师古注引如淳曰："使人笑不能止也。"

【正义】生甘草古称退热，是为虚热而言，易老列于散火条中，已是误会。而赵氏且能知是合入汗剂，可以解肌，大甘大腻之质，而能有此功用，异想天开，得未曾有。然果如其说，则仍是解表矣，然后知上文所谓与解表发表之义不同者，原来如此！吾恐仲景麻黄附子甘草汤之治少阴病，必与赵氏所见不同。

独活

【赵注】搜风去湿。

【正义】独活搜风，诚是主药，心经热病，夫岂所宜？

麻黄

【赵注】发汗解肌，兼走手少阴经。

【正义】麻黄轻疏达表，诚是发散之主药，然轻清上行，专泄太阳之表，而开宣肺气。从未有用之以发越心经之热者。仲景《少阴篇》用麻附细辛、麻附甘草二方，谁不知为足少阴经寒邪而设。不谓赵双湖独知其兼走少阴经，匪夷所思，令人骇绝！

柴胡

【赵注】发表升阳，平少阴厥阴邪热。

【正义】柴胡禀春初少阳之气，发越升阳，其性轻灵，透泄极迅，岂是热证可用之药？升阳散火汤，岂可治寻常之在经热邪，奈何赵氏既知是升阳发表，而又谓之平少阴、厥阴邪热，宁独从古未有之奇谈，且自矛自盾，直是谵言呓语矣。

龙脑

【赵注】辛温散热。

【正义】龙脑芳香大寒，能清实火，尽人所知。气辛能散，故风热用之。赵氏谓为辛温，虽本于李氏《海药本草》。洁古《珍珠囊》亦谓性热，阳中之阳，非是然"辛温散热"四字，不知何以连贯得下？宋文信国为元兵所执[1]，吞脑子[2]，不死。说者谓脑子药名，大寒，多食能杀人，即此。

小肠

小肠，主分泌水谷，为受盛之官。

【正义】《素问·灵兰秘典论》全元起注本此篇名《十二脏相使》："小肠者，受盛之官"。《甲乙经·一卷·五脏六腑表里篇》则曰：受盛之腑，今《灵枢·本输篇》即本于此。盖小肠之上，直接胃腑，胃虽受盛水谷而专司消化，然食物以渐而消，其运行即以渐而下，传导入于小肠之中，水谷精华，尚未吸收净尽，故小肠亦谓为受盛，而与于消化之职。今西学生理家言，谓小肠亦能吸取食物中之精液，其说甚确。观《素问》《甲乙》皆谓之受盛之官。视如胃腑，无甚区别。可见上古之时，固知小肠专为受盛食物精液者，至汉魏以降，则只知胃能化物，已大失古人生理学之真传矣。

【正曰】宋金以降之论二便者，每谓小便自小肠而下，大便自大肠而下。一似水谷入胃之后，精者化津液以奉生身，而糟粕则

---

[1] 宋文信国为元兵所执：指宋代文天祥赴元营谈判，被扣留。文信国，文天祥之封号。执，捕捉，逮捕。

[2] 脑子：龙脑（冰片）的别称。

并入小肠，乃分清浊，以成二便。因有小肠分泌水谷之语，遂指任脉脐下一寸之水分穴，谓正当小肠下口，大肠上口，是为小水与大便分道之处。然小肠下口，即是大肠上口，更无余窍以与膀胱相接，于是膀胱有下口，无上口，而气化渗入之说，从此发生。甚有谓膀胱有上口，无下口者，尤其臆说，更不足据。考西学解剖家言，膀胱上源，有输尿管两道，自两肾而来，则膀胱确有上口，且有两路上口，是吾国医家所从古未知者。则小便之来，实由两肾，但入胃之水，何以入肾，则遍考译书，亦未能详，是不得不宗中医气化之说，按《甲乙经·营卫三焦篇》，言中焦亦并于胃口，出上焦之后，此所以受气，泌糟粕，蒸津液云云。今《灵枢·营卫生会篇》作"中焦并胃中"，则不可解，盖有讹误，宜从《甲乙》为长。又作"此所受气者"，则文虽异而意则同，但出上焦之后，"后"字亦不可解，似当作"下"，庶几文从字顺。始着一"气"字，似为小便由于气化一说之源始，则分泌糟粕，本于气化，在中焦胃口，已有此功用，固不待脐下而始分。又谓下焦者，别于回肠，注于膀胱，而渗入焉。故水谷者，常并居于胃中，成糟粕，而俱下于大肠，而为下焦，渗而俱下，渗泄别汁，循下焦而渗入膀胱也。今本《灵枢》"别于回肠"句，无"于"字，"而为下焦"句，"为"作"成"，"渗泄别汁"作"济泌别汁"，则"济泌"二字不可解，亦宜从《甲乙》作"渗泄"为长。则似小便渗入膀胱，乃在下焦，颇与上文中焦一节自相矛盾，其说难信。洁古此节，谓小肠分泌水谷，即用《灵枢》"济泌别汁"之意，然"济泌"二字，终不能晓，讹误显然，殆不足据。盖膀胱之水，既有来源，则渗入一层，仍是中医理想之辞。《甲乙》此节，盖亦汉魏间人附会为之，必非上古医理真传。盖泌糟粕，蒸津液，已是中焦之职，明指胃腑言之，何以既下于大肠，再有"渗泄别汁，渗入膀胱"之语，复迭而不近于理。证以输尿管之自肾而下，可知泌分小水，必不在既下大肠之后。按：西学言消化食物之器，由于胃底甜肉汁之功。甜肉似肉非肉，似油非油。今江苏土语谓之胰脂油，东瀛人名之曰脺，脺字乃字书所无，而东瀛[1]书中且名之为脺脏。甜肉在胃底油膜中，而油膜连绵，包络胃与小肠，且与两肾联属两肾亦藏于油膜之中。寿颐谓：甜肉汁既能入胃而助消化，即由胃膜之微丝血管吸入，则胃中水液，盖即以此类油膜，吸收入肾，乃由输尿管直下膀胱，吾国气化分泌之说，其理当亦如此。而此类油膜，不独胃外有之，即小肠之外，亦复节节连属。可见消化传导，小肠既能助胃之所未逮，即水饮之分泌入肾，小肠胃部作用亦同。而输尿之管，源在肾中，则肾脏亦必有吸水之力。以聚入此管，直输州都。所以小水不利，清浊不分之病，吾国医学，亦知治在脾肾。而水肿一证，尤为脾肾两失其职。古今医验，成绩昭昭，更可证肾主输尿。中医虽无是说，而实未尝无是理，此分泌小水，必不能专属于小肠一腑，宁非信而有征[2]，再证以经言肾为胃关，关门不利则聚水一条，尤可知胃中水饮，必由肾脏传导，原是中医二千年前旧说，正不待西人输尿管之实有所见，而始发明。独惜吾国医籍，言之不详，则上古简编，零落殆尽，以致失传，本非中医缺典，犹幸一鳞一爪[3]，尚可约略根据[4]，堪与西人解剖之学互为证明，已足为上古医家扬眉吐气。而宋金以后凿空之谈[5]，竟无一非扪烛扣盘，自以为是，岂独不能为

---

① 东瀛：日本。

② 信而有征：事情有凭有据，真实可信。

③ 一鳞一爪：指龙在云中，东露一鳞，西露半爪，看不到它的全貌。比喻零星片段的事物。唐·高仲武《中兴闲气集·苏涣》："三年中作变律诗九首，上广州李帅，其文意长于讽刺，亦有陈拾遗一鳞半甲。"

④ 约略根据：把某种事物作为结论的前提或语言行动的基础。

⑤ 凿空之谈：空泛而没有根据的言论。出清·顾炎武《日知录·王入于王城不书》："《路史》以为襄王未尝复国，而王子虎为之居守，此凿空之论。"

古学护法，且将举二千年前之国粹而湮灭①之，宁不可叹！反令局外之人，窃视于旁②，以笑③我所学之黑暗④。盖是近今数百年之医家自取之，吾不甘为上古神圣，受此诬蔑者也。

本病

大便水谷利，小便短、
小便闭、小便血、小便自利，大便后血

【赵注】大肠主大便，膀胱主小便，而小肠兼主大小便，以分泌水谷也。

【正义】《甲乙经·经脉篇》小肠手太阳经为病，无以上诸证，洁古本未知肾有输尿之道，误认大小二便，皆由小肠分析，遂以二便为病，一例作为小肠本腑之病，此是洁古之大误处。赵双湖望文附会，竟以小肠一腑，下有两道，一入大肠，一入膀胱，则市虎三人，亦可证虚成实，此道黑暗，遂臻极步①。须知《经脉篇》小肠条中，本未提及二便为病，可知古人病理之学，自有真传，诚非管窥蠡测⑥之流所可同日而语。而近今学子，粗得新知识之皮

---

① 湮（yān 烟）灭：淹没，消失，毁灭，表示着一种东西的完全消失。出司马相如《封禅文》："湮灭而不称者，不可胜数。"
② 窃视于旁：偷看。
③ 笑：讥笑。
④ 黑暗：比喻（社会状况）落后。
① 遂臻极步：竟然达到了极严重的地步。
⑥ 管窥蠡测：谓从竹孔中观天，所得有限；以瓢量海水，所得无几。比喻对事物观察了解得狭窄片面。汉·东方朔《答客难》："以管窥天，以蠡测海，以莛撞钟，岂能通其条贯，考其文理，发其音声哉？"管：竹管；蠡：贝壳做的瓢。

毛，辄诋毁吾国医说之种种谬戾^①，庸讵^②知皆金元以下向壁虚构^③者为之，非古人之所能逆料^④者耶？

小肠气痛

【赵注】本腑病。

【正义】《经脉篇》本经亦无是证。洁古意中，盖谓小肠分泌水谷，小水渗入膀胱，即属小肠之气化作用，则苟其气化失司，当有气结作痛之病。寿颐按：腹部气结而痛，其证最多，古人均名为疝，并未指定小肠一腑。今吾苏俗语，乃谓疝气为小肠气。寿颐习医以来，每笑世俗庸医，不明生理，妄造病名。不意洁古明者，乃为导其先路，实则疝气结痛，部位诚在下焦，而病源则是肝家窒滞，络脉不疏，小肠不任其咎。试观古疗疝方药，何尝治在小肠，即有用及淡渗利水之品，仍是疏泄膀胱之闭，不可误认为分利小肠者也。

宿食·夜热旦止

【赵注】以小肠为受盛之官。

【正义】宿食一证，虽亦非《经脉篇》本经所有，然宿食不行，消化失职，小肠固不能不任其咎。洁古补出此条，不为无见。尝考食物运行之理，向来谈医之士，辄谓胃主容纳，脾主运化，以消磨之，一似消食功能，唯脾脏独任其职。即胃亦行所无事者，

---

① 谬戾：悖谬乖戾。

② 庸讵：岂；何以；怎么。

③ 向壁虚构：即对着墙壁，凭空造出来的。比喻不根据事实而凭空捏造。

④ 逆料：指预料；预测。诸葛亮《后出师表》："凡事如此，难可逆料。"

更何与乎小肠之腑？要之，胃受水谷，纵能熟腐，不过消融而化作稀糜，即渐渐导送以达小肠，其时犹未吸收精液，而泌别渣滓，必递至小肠，始有吸取食物精华之能力。今西学家生理诸书，言之甚详。所以宿食不消，亦是小肠失其功用，不可仅认为脾胃之病。洁古独于小肠腑病条中，补此"宿食"，二字，盖亦有见于食入小肠，犹未消溶，故得以宿食称之，以视大肠、直肠之专潴秽者不同，此洁古之见高于侪辈^①者也。唯"夜热旦止"四字，殊为无谓。夜热为病，源理不一，必不可概认为宿食之疴^②，即使因食积而发热，亦不必夜热旦止，不知伊如何有此奇语，甚可怪也。

标病

身热恶寒

【赵注】手足太阳同病。

【正义】《经脉篇》无此病证，洁古盖以太阳之经附会言之。要之，寒热为病，本是足太阳、手太阴二经之外感，非手太阳经之证。洁古于手太阴标病条中，录洒淅^③恶寒一证，又于足太阳标病条中，录发热恶寒一证，已极明备，则此处可删。赵氏何得更以足太阳，妄为比附^④？

---

① 侪辈：同辈，朋辈。

② 疴：疾病。

③ 洒淅：寒战貌。《素问·刺疟》："足阳明之疟，令人先寒，洒淅洒淅，寒甚久乃热。"

④ 妄为比附：胡乱对比。

嗌痛颔肿

【正义】《经脉篇》手太阳之脉为病，有此一证。以本经之脉循咽，又其支者，从缺盆上颊故也，是皆本经之痰热病。

口糜

【赵注】合胃经病，以脉循胃系也。

【正义】《经脉篇》无此证，以小肠手太阳之脉，不连口舌也。寿颐谓：口糜是脾胃热病，小肠之经，不当有此。赵谓合胃经病，亦不妥。须知小肠直接胃腑，肠胃积热上熏，当有此证，然是本病，不可认作经络之病。

耳聋

【正义】《经脉篇》有此证。本经之脉，至目锐眦，却入耳中也。

【补】目黄　颊肿

【补曰】《经脉篇》有此二证。以本经之脉至目锐眦，又至目内眦，其支者，从缺盆循颈上颊故也。

【补】不可以顾①，肩似拔，臑似折②，颈颔肩臑，肘臂外后廉痛。

【补曰】《经脉篇》有此诸证。以本经之脉，起于小指之

---

① 顾：回头看。
② 肩似拔，臑（nào 闹）似折：肩膀好像被拽出来，上肢好像折断了一样。拔：抽，拉出，连根拽出。臑：上肢。

端，循手外侧，上腕，出踝中，直上，循臂骨下廉，上循臑外后廉，出肩解，绕肩甲，入缺盆。其支者，从缺盆循颈上颊，故为此诸证，皆本经所过之部。"甲"今本《灵枢》作"胛"。是古今字。

实热泻之

【赵注】小肠承胃之下脘，而下输膀胱大肠。实热则不能泌别清浊，故用泻。下分二法。

【正义】小肠直接胃腑，水谷传入，尚未消化净尽。实热蕴结，则腑滞不通。泻热之法，固不可少，然小肠之体用，本与胃腑相似，则泻热之法，亦当如胃腑用药。洁古误认小水出于小肠，于下文气血分条，多用渗泄利水之品，本是误会，而双湖竟以下输膀胱大肠，尤其无知妄作。虽小溲来源出于肾脏，本非汉魏以后国医所知，然不能阙疑①，而偏欲强不知以为知②，终是所见之陋。

气

【赵注】气分有热，则水谷不分，行水即以导热。

【正义】小肠气分有热，亦当清凉泄火，如泻心、清胃之例，方是正治。洁古仅录利水一派③，终是误认。而双湖更以行水即是导热作注，意视小肠与膀胱同一作用，大失小肠真相。须知湿热互阻而小水不利之病，唯责之膀胱，洁古于膀胱泄火条中，录滑

---

① 阙疑：对疑惑不解的东西不妄加评论。
② 强不知以为知：明明不知道还要勉强装懂。强：勉强。战国·吕不韦等《吕氏春秋》："不知而自以为知，百祸之宗也。"
③ 一派：此作仅此一个方面解。派，古河名，源出中国山西省，流至天津入海。

石、猪苓二药以为正式，则小肠此条，真是骈拇枝指①。且肠胃有热，不可渗利小溲。溲数则津液更伤，适以使大腑燥结，酿成阳明实结之大承气证。《伤寒论》明谓溲数则便难，可知热果在肠，而妄与利水导热，可为膀胱言，必不可为胃肠言也。

木通

【赵注】通大小肠，导诸湿热。

【正义】木通空松而味大苦，泄降宣通，诚是清泄心火，而通导小肠气分之药。

猪苓

【赵注】利湿行水。

【正义】猪苓以下五物，皆淡渗而分利小溲之药。湿热滞于膀胱者宜之。虽曰亦能导心与小肠之热，使之下行，然终非小肠专主之品。

滑石

【赵注】利窍渗湿，泻热行水。

瞿麦

【赵注】降心火，利小肠，行水破血。

---

① 骈拇枝指：比喻多余的、无用的东西。骈拇：脚上的拇指与第二趾合成一趾。枝指：大拇指旁歧生之指。出《庄子·骈拇》："骈拇枝指，出乎性哉，而侈于德。"

泽泻

【赵注】利湿行水。

灯草

【赵注】降心火，利小肠。

血

【赵注】热入血分，则血妄行，清热所以凉血止血。

【正义】热入小肠血分，则津液干燥而转输迟滞，亦当如胃家实热之例，苦泄宣通，用调胃承气等剂。洁古录地黄、栀子、丹皮、赤苓，清泄凉血，以导心与小肠血分之热，下行为顺，理固不差，唯尚少破结攻实之药，则于小肠血分实热为病，尚未切合。盖洁古意中，只谓小肠功用，与膀胱相近，而终不知其亦有消化食物之力，终是未达一间①。乃双湖赵氏，竟以热入血则血妄行作注，是竟以二便之血证，认作小肠腑病。岂知小肠自有血分热病，不得仅以下血论，即据洁古所录诸药言之，亦岂是专治血热妄行者耶？

地黄

【赵注】泻丙火，凉血生血。

---

① 未达一间：指未能通达，只差一点。间：很小间隔，相差不远。出汉·扬雄《法言·问神》："颜渊亦潜心于仲尼矣，未达一间耳。"

【正义】地黄入血，以治血分实热，当用鲜地，泻火凉血，是彻上彻下，合三焦而一以贯之，不可谓专泄小肠之热者也。

蒲黄

【赵注】生行血，熟止血。

【正义】蒲黄生长水中，气味清芬，故能清血分之热，而行血中之气滞。失笑散专主瘀血腹痛，最有捷验，实非破血之药。炒黑能止血者，亦以水胜火之义，利于实火之失血，非可以治虚家不能摄血之下血也。

赤茯苓

【赵注】入心、小肠，利湿热。

【正义】茯苓清热导水，赤者则入血分。

栀子

【赵注】泻心肺邪热，下从小便出。

【正义】栀子清热，其形团结，有似于心，故专泻心火。亦清小肠者，脏腑气化相通之义。赵谓泻心肺热，从小便出，说亦有理，但可为肺热说，不可为小肠说。

丹皮

【赵注】泻血中伏火，凉血而生血。

【正义】丹皮色赤，专清血分之热。

虚寒补之

【赵注】小肠属火，化物生焉。虚寒则失其职，故用补，下分二法。

【正义】小肠化物，是其固有之职，不必说到属火字上去，反有附会五行之诮。唯其腑气虚寒，即失运化专职，是以宜补。观洁古录白术、扁豆、砂仁、神曲诸物，正与补胃之义，同符合辙①，斯能知小肠之真作用者矣。

气

【赵注】胃为小肠上流，胃气虚则湿流小肠，而水谷不分。调补胃气，即以补小肠之气也。

【正义】胃与小肠，功用本无大别，则所以补小肠者，自当与补胃之药，同一机杼②。双湖必以湿流小肠，水谷不分作注，其误最大。

白术

【赵注】燥湿和中，益阳补气。

楝实

【赵注】导小肠热，引心包相火下行。

---

① 同符合辙：相合一致。
② 机杼：指织布机。引申为事情的关键。犹机关。杼，织布梭子。

【**正义**】楝实清君相之火①，殊非本条虚寒补之之义。赵氏竟以导热作注，而忘了此段乃在虚寒条中。双湖巅顶，何其一至于此？

茴香

【**赵注**】开胃调中，疗小肠冷气。

【**正义**】茴香温脾胃之寒，即以助小肠运化之用。

砂仁

【**赵注**】快气调中，通行结滞，入大小肠。

【**正气**】砂仁快脾胃之气，亦即助小肠化物之功。

神曲

【**赵注**】调中开胃，化水谷，消积滞。

【**正义**】神曲推陈致新，能助胃肠消化。

扁豆

【**赵注**】调脾暖胃，消暑除湿。

【**正义**】扁豆亦健脾养胃之品。

【**补曰**】小肠以运化助胃之下流，即以疏通渣滓，传导而入大肠。则凡能助消化而利气行滞者，皆可为小肠补气之药，如青

---

① 君相之火：君火，指心火。因心是所谓"君主之官"，故名。相火，与君火相对而言，寄养分布于肝胆、肾、膀胱、三焦、心包等脏腑内。

皮、乌药、木香、香附、智仁诸物皆是，正不必专以白术、扁豆之属，始谓之补。洁古此节，采录神曲一物，其旨^①颇高，以通为补，深得用药精义。若以俗子眼光观之，必曰神曲消导，非补药矣。

血

【赵注】血分寒虚，则多凝滞，补阳行气，所以活血而补血也。

桂心

【赵注】辛走血，能补阳活血。

延胡索

【赵注】行血中气滞，气中血滞。

【正义】延胡活血而能行气分之滞，疏通气血，流动化机，情性与香附相近，俗子仅知其能破血，畏之而不敢用，诚有负此活泼灵通之妙药。然毕竟能走不能守，洁古竟欲以补虚寒，则于此物分量，亦不甚称。唯因虚而气机迟滞者，用以辅佐温和疏畅诸药，燠然之而利遄行^②，未始非补益之义耳。

本热寒之

【赵注】不言本寒者，虚寒已见上条，省文也。

---

① 旨：用意，目的。
② 遄行：犹速行。遄：快，迅速。

降火

【赵注】小肠与心为表里，心火太旺，往往下传于小肠。降心火，所以清小肠之上流也。

【正义】小肠旧称火腑，正以其有化物之功，体用皆属于火。若壮火太盛，郁热不行，自当清而导之。寿颐谓清小肠之火者，用药必与清胃相似，洁古录芩、连、栀、柏诸物，以清本腑之热，分量甚合。顾不曰清火而曰降火者，盖以腑气宜通，清之即所以降之，义亦无甚区别。何赵氏必以降心火，清上流为说，置本腑之见证于不顾，反征之于表里相传，岂非舍其近而图其远？立论虽似深入一层，然迂远不切，终是附会，岂芩、连、栀、翘、黄柏止治心火，不能清小肠者耶？

黄柏

【赵注】泻相火，补肾水。

【正义】黄柏泻火是矣，谓之补肾，终非正旨。

黄芩

【赵注】苦入心，寒胜热。

【正义】芩连清火，绕上中下三焦而一以贯之。赵氏必以苦入心为解，反觉拘迂①太过，执一②不通。

---

① 拘迂：拘执而迂腐。
② 执一：固执一端，不知变通。

黄连

【**赵注**】大苦大寒，入心泻火。

连翘

【**赵注**】形似心，入心经气分而泻火。

【**正义**】连翘象心，而质轻中空，故专清心热，泻上焦。洁古录入此条，则亦以心与小肠表里传化之义言之矣。

栀子

【**赵注**】泻心肺三焦之火。

【**正义**】栀子形似象心，而坚实之性，可以下行，故能清心，而导火下泄，亦未始不理下焦之热。

标热散之

【**赵注**】阳邪中上，阴邪中下。手太阳经脉在上，非寒邪所能干，故只言标热。

【**正义**】手之三阳，从手上行，会于头面，经络受病，自有风寒风热两途。洁古此条，虽只言标热，然下文所录诸药，藁本、羌活、防风、蔓荆，皆含有温升气象，以散风寒，最为合辙。若曰风热上乘，则宜荆芥、薄荷、蒺藜、桑叶等之辛凉，此几微①疑

---

① 几微：细微；细小。

似之间，尚有不可含混者在。但宋金元明疏散之法，本皆通用辛温，不若近人精密，此不必为洁古讳^①，亦不可为洁古咎^②者。赵氏必以手经在上，非寒邪能干^③立论，是为清初人伤寒足经温热手经之谬说所误，看似分明，实则大谬，不足征也。

解肌

【**赵注**】阳邪每多自汗之证，故不用窍^④表，且小肠经专主上部，与足阳明解肌不同。

【**正义**】仲景之所谓解肌，本是轻疏肌表之意，但与发汗之"发"字，有轻重之别，肌即是表，无两层深浅之分。

藁本

【**赵注**】辛温雄壮，为太阳风药。

【**正义**】藁本升阳，直透巅顶，非感寒头痛，不可妄用，实非散热之药。赵注谓太阳风药，诚是，然只宜于足太阳经之畏寒头痛，不当以两太阳混合言之。

羌活

【**赵注**】搜风发表。

【**正义**】羌活气味雄烈，升阳极猛，唯宜治寒，不可误治温

---

① 讳：因有所顾忌而不敢说或不愿说。

② 咎：本义为灾殃，凶祸。又表示怨恨，憎恶。引申指罪过，过失。用作动词，指追究罪过，责备。

③ 干：指病邪侵扰。《素问遗篇·刺法论》："真气不正，故有邪干。"

④ 窍：《脏腑药式》作"发"。

热。赵谓搜风发表是也，此可证洁古之所谓解肌，原与表散无别，何以赵氏注解肌二字，必曰不用发表，而于此则又作是说，同在一条之中，而可出尔反尔，自盾自矛，师丹善忘^①，何其一至于此！

防风

【**赵注**】解表去风，主上焦风邪。

【**正义**】防风散风解表，是风家主药，不可以为专主上焦。

蔓荆

【**赵注**】轻浮升散，主上部风邪。

【**正义**】蔓荆子乃是专散头面风寒之药。

膀胱

膀胱主津液，为胞之腑，气化乃能出，号州都之官，诸病皆干之。

【**正义**】《素问·灵兰秘典论》谓："膀胱者，州都之官，津液藏焉，气化则能出矣。"《甲乙经》亦谓："膀胱者津液之腑"。《灵枢·本输篇》同皆是古书，习医者久已奉作圭臬^②，又孰敢谓为不然。然试平心论之，"津液"二字，当以水谷精华而言，所以滋养百骸

---

① 师丹善忘：师丹，西汉大臣，字仲公，琅琊东武人，哀帝时，为大司马，封高乐候，后迁大司空，此比喻贵人善忘事。

② 圭臬：标准、准则和法度；可以据此作出决定或判断的根据。清·钱泳《履园丛话·耆旧·西庄光禄》："世之言学者，以先生为圭臬云。"

者，至可宝贵。若膀胱储蓄之溺，则是撷尽精华之余沥[1]，本属弃材，必与津液意义，不能相称。气化一层，以膀胱上源言之，肾中自有输尿之管，而肾之上源，则从何输入，虽今之西学家亦未能明言其理，不得不仍用吾国气化之旧说，然只可谓是从气化而入，不当谓之气化能出，所以闻喜杨氏跛田字米裳谓"气化"二字，粗看似有理，细审乃大误，溺之出也，以满而放之，非临时由气凝水而成溺也。有时肺气不降，则癃而不出，然化与降义相远，不能附会云云。其说甚精，其理甚确此说见山西太原中医改进研究会《医学杂志》第一期。寿颐[2]谓：小溲癃闭，亦有因于膀胱阳气无权一证，以桂枝通太阳之阳，则其溺立下，似不能谓膀胱泄溺，无关气化，然毕竟此身运用，无非大气之斡旋。若独以此窍属之气化，究嫌不确，此旧说之必不可拘泥者。而"州都之官"四字，亦不可解。洁古此条，虽与古有征，然以言生理，殊嫌不切，所当存而不论，不可强作解人。又谓诸病皆干之，语意太泛，毫无可证，然推测洁古意中，盖指太阳经为四时外感病之第一步，故以为诸病皆可干之，究竟空空洞洞，徒令人莫明其妙耳。

本病

小便淋沥，或短数，或黄赤，或白，或遗失[3]。
【赵注】膀胱主小便，诸病皆本腑病。

---

[1] 撷尽精华之余沥：此意为尿液为津液取尽精华后所剩之废物。撷，摘下，取下。余沥，指酒的余滴，剩酒。
[2] 寿颐：指张寿颐，字山雷，江苏嘉定人，近代中医教育家。著有《脏腑药式补正》《中风斠诠》《疡科概要》《沈氏女科辑要笺正》《脉学正义》《本草正义》《小儿药证直诀笺正》《古今医案平议》等。
[3] 遗失：此指小便不禁。

【正义】《经脉篇》不言以上诸证。盖小便虽以膀胱为储蓄之腑，然溲便之变，具有渊源，不当专责于膀胱之腑，唯溲在胞中①，闭不能出一证，始可谓之膀胱腑病，洁古竟以淋沥、短数、黄赤、溲白、遗溺诸病，一概归之本腑，则立论太嫌泛滥，且独不及癃闭一候之病在膀胱者，何以不辨菽麦②如此！

或气痛

【赵注】本腑病。

【正义】小腹气痛，即是七疝之病③。《内经》明言：任脉为病，男子内结七疝，女子带下瘕聚④。知古人决不以少腹气痛认作小肠膀胱之病，所以《经脉篇》本条无此证，此洁古之误也。

标病

发热恶寒

【赵注】太阳主表。

---

① 胞中：膀胱。

② 不辨菽麦：指愚昧无知，分不清豆子和麦子。先秦·左丘明《左传·成公十八年》："周子有兄而无慧，不能辨菽麦。"

③ 七疝之病：中医病证名。指七种疝病，七种疝所包括的具体病名则历代医家各有不同的记述。《诸病源候论》："七疝者，厥疝、癥疝、寒疝、气疝、盘疝、胕疝、野狼疝，此名七疝也。"《儒门事亲》："七疝者何，寒疝、水疝、筋疝、血疝、气疝、狐疝、㿉疝，是谓七疝。"

④ 瘕聚：癥瘕和积聚，都是腹内积块，或胀或痛的一种病证。癥和积是有形的，而且固定不移，痛有定处，病在脏，属血分；瘕和聚是无形的，聚散无常，痛无定处，病在腑，属气分。

【正义】太阳禀寒水之气，外寒感冒，先犯太阳之经，故恶寒而发热。《伤寒论》之太阳病，固本经之标病也。

头痛

【正义】此太阳感寒之头痛。膀胱足太阳之脉，上额，交巅上；其直者，从巅入络脑，故《经脉篇》本条言是动则病冲头痛。即《伤寒论》太阳病之桂枝汤证、麻黄汤证。而非其他之一概头痛，皆属于足太阳经也。

腰脊强

【正义】足太阳之脉，下项，循肩膊内，夹脊，抵腰中，入循膂，络肾。故《经脉篇》本条言是动则病脊腰似折，不可以曲。今本《灵枢》作脊痛，腰似折，髀不可以曲。《甲乙》无"痛"字、"髀"字。寿颐按：髀是股上大骨，无所谓曲。《甲乙》无"髀"字，则不可以曲，连上文腰似折而言之。《甲乙》是也。然太阳受寒而为此证，亦是腰脊牵强之一端，而肝肾阴亏，腰曲肩随者，又不可概以为是足太阳之经病也。

鼻塞

【赵注】内眦近鼻。

【正义】足太阳之脉，起于目内眦，诚近于鼻。《经脉篇》本条，虽不言鼻塞，而亦有鼽衄一证，似鼻亦为本经所过之部，赵注内眦近鼻，不为无见。然脉虽起于目之内眦，而上额交巅上，究竟不及于鼻。唯外感初步，足太阳经之表病，往往与手太阴经见证，相因而至，诚以肺主皮毛，感邪乍受[1]，皮毛首当其冲，则鼻塞声重，咳嗽鼽涕[2]，皆是肺病。寿颐颇疑《经脉篇》以鼽衄属之太阳，已未免误会。洁古于此录鼻塞一证，盖即从《经脉篇》鼽衄而连类及之耳。

足小指不用

【正义】本经循行，至足小指外侧爪甲角至阴穴而终。

【补】目似脱

【补曰】《经脉篇》有此证，以本经起于目之内眦故也。

【补】项似拔

【补曰】《经脉篇》有此证，以本经循行，入脑，还出下项，故项强为足太阳病。

【补】腘如结，踹如裂，是为踝厥

【补曰】《经脉篇》有此诸证，以本经循行，合于腘中，下贯踹内，出于外踝之后也。

【补】痔

【补曰】《经脉篇》有此证，按本经循行，从腰中下贯臀，入腘中，并不及于后阴。似痔之一证，非本经为病。且即以病理言之，痔皆是直肠为病，更与足太阳经无涉。恐是昔人有所误会，是宜存而不论，不可强解。

【补】疟

【补曰】《经脉篇》有此证，按疟之为病，虽诸经多有，然溯

---

① 乍受：刚刚遭受。
② 鼽涕：即鼻鼽。以突然和反复发作的鼻痒、喷嚏、流清涕、鼻塞等为特征的一种常见、多发性鼻病。又称鼽嚏。相当于西医学过敏性鼻炎。

其源始，未尝不因感寒而起，是当以足太阳经为第一步，故古人以为本经之病，亦犹伤寒之先犯太阳也。

【补】头、囟、项、头间痛，今本《灵枢》项下无"头间"二字，兹从《甲乙》项、背、腰、尻①、腘、踹②、脚皆痛

【补曰】《经脉篇》有此诸证，皆本经所过之部也。

【补】目黄泪出

【补曰】《经脉篇》有此证，以本经起于目内眦也。

【补】狂颠疾颠，今本《灵枢》作"癫"。兹从《甲乙经》。按：癫字亦即巅顶之巅，与颠无别，此古今字。

【补曰】《经脉篇》有此证。古人盖谓本经循行，上额交巅上，故以狂颠为足太阳病。寿颐按："颠疾"二字，《素问》屡见，王启玄注谓上巅之疾，凡颠、痫、狂诸病，古书皆只作"颠"。加"疒"则作"瘨"。《说文》：瘨，病也。《广雅·释诂》：瘨，狂也。《玉篇》：瘨，都贤切，狂也。又痫，小儿瘨病。至《广韵》乃有"癫"字，为瘨之重文，注曰上同。近人莫枚士《研经言》谓：癫之言蹎。蹎，仆也，凡物上重下轻，则仆，故人病气聚于头顶则患蹎。寿颐谓：凡眩晕昏瞀倾跌，皆阴虚于下，阳浮于上，以致猝然昏仆。莫氏以上重下轻为释，最合病情病理。《素问·脉解篇》太阳所谓癫疾者，阳尽于上，而阴气从下寿颐按："阴气从下"四字不可解，盖传写有讹误，下虚上实，故癫疾也。说明真理，确切不移，是以西国医家，据解剖所见，病此死者，脑中有死血及积水，而断为血冲脑经所致，实与吾国古籍，彼此符合。可见此为脑神经病，以气血上冲，激动震撼，因而失其知觉运动之常，不能自主。寿颐据此，窃谓是证不在十二经络脏腑范围之内，不能以足太阳

---

① 尻：屁股，脊骨的末端。

② 踹：指腓肠肌部，俗称小腿肚。踹，通"腨"。《灵枢·经脉》："脾足太阴之脉……上内踝前廉，上踹内，循胫骨后，交出厥阴之前。"

之脉交巅上，而误认作太阳经病，唯《脉解篇》明谓之太阳巅疾，厥论亦言巨阳之厥，发为眴仆[1]，似乎病属太阳之经。经有明文，何能翻案？要知此两节之太阳、巨阳，言其阳气太盛，故曰太阳，犹《易》之两仪生四象，有老阳、少阳、老阴、少阴之分。《素问》中言春为少阳，夏为太阳，秋为少阴，冬为太阴，即是此义，原与十二经络之太少阴阳无涉。今本《素问·六节脏象论》篇：阴中之少阳，通于春气；阳中之太阳，通于夏气；阳中之少阴，通于秋气；阴中之太阴，通于冬气。四节太少阴阳字有误。宋人新校正已言之。《着至教论》[2]亦言：太阳者，至阳也。此"至"字当作"极"字解。唯其阳气至乎其极，故气血升腾，交并于上，冲动脑经，此是真理，万无可疑。而《经脉篇》足太阳经为病，乃有此"狂癫疾"三字，明与《素问》巅疾诸条不能一贯，此是后人误认《脉解篇》之太阳巅疾，《厥论》之巨阳眴仆，以为此即太阳经病，因而窜入《经脉篇》中，决非周秦以前旧说。莫枚士别有一论，误认《经脉篇》此句，遂谓癫疾自足太阳经来云云，正以《经脉篇》有此三字，遂坠其术中[3]而不悟。此吾国医书，所以最不易读也。

实热泻之

【赵注】膀胱主津液，实热则津液耗散，泻之所以救液也。

---

[1] 眴（xuàn 绚）仆：指视物昏花，旋转难以站立，甚或跌仆。《素问·厥论》："巨阳之厥，则肿首头重，足不能行，发为眴仆。"

[2] 《着至教论》：创作于战国时期的一篇散文，作者不详。《着至教论·本篇》着重论述了医学上至真至确的道理，所以篇名为"着至教论"。其内容强调了学习医学必须上通天文，下知地理，中晓人事；并指出三阳并至的发病情况及其对人的危害性。

[3] 遂坠其术中：于是就落入人家布置的圈套。术：方法、谋略之路数。

下一法。

【正义】膀胱以泄导小便为专职。实热壅塞，而小水不通，滑泄通利，可泻实热，名正言顺，本极直捷爽快，何必远远说到救液上去？要知膀胱为津液之腑，义本难通，泻去实热，原欲泻出其溺，淡渗利水之药，岂可作为救液之法？双湖糊涂，真不可及。

泄火

【赵注】水不利则火无由泄，行水所以泄火。

滑石

【赵注】淡渗湿，寒泄热，下走膀胱而行水。

【正义】滑石寒滑，重坠通利，故直入下焦，清泄湿热而通淋浊。

猪苓

【赵注】除湿泄热，下通膀胱。

【正义】猪苓味淡，专利小溲。唯淡渗之品，泄热极灵，伤液亦易，必湿热阻滞，水道不畅者，宜此以开泄沟渠之潴秽。而津液已耗，便难溲短者勿用。此外如车前、通草、茵陈、瞿麦、灯心、泽泻之属，情性大同，可以隔反[①]。凡膀胱热结，而水道涩滞者，似此淡渗清热之药，皆可为膀胱泻火行水之用，然洁古于此，

---

① 隔反：《论语·述而》："举一隅不以三隅反，则不复也。"后即以"隔反"指类推，举一端即知其余。清·张之洞《读古人文集》："此类甚多，可以隔反。"

只收滑石、猪苓，不及其他，岂泻热只有利水，利水别无他物，而知、柏、苓、地等物皆不能泄膀胱之火耶？盖以下文有本热利之一条，遂虑其复迭①而不收他药，究竟实热泻之，果与本热利之，有何区别，何以赵氏之法，必欲强为分晰②，故作曲笔③，而卒无④实在精义，亦只觉其徒多辞费耳⑤！

下虚补之

【赵注】 膀胱气化乃出，或热或寒，皆能伤气。气虚则下焦不固，故用补。下分二法。

【正义】 膀胱所以藏溺而泄溺，热甚伤阴，则下焦之津液涸，而小便秘涩；虚寒不固，则开阖之锁钥废而关闸尽撤。洁古分寒热两层以补膀胱，其理极浅极显。而赵氏说到气化上去，反觉迂远。

热

【赵注】 热在下焦，乃真水不足，无阴则阳无以化，宜滋肾与膀胱之阴。

---

① 复迭：重叠，重复。

② 分晰：分辨清楚。

③ 作曲笔：是一种写作技巧，又叫"绕笔"。由于某种特殊的环境原因，作者不便直接道出本意，于是用委婉的语言，使读者通过思索，来了解作者本来的意旨。

④ 卒无：终于没有。

⑤ 徒多辞费耳：只是多说了些废话。徒：只；仅仅。辞费：废话，啰唆。《礼记·曲礼上》："礼不妄说人，不辞费。"

知母

【赵注】润肾燥而滋阴，为气分药。

【正义】知母寒润，最清肺胃及肝肾之燥热，肺热则气不下降，而水道之上源绝，此膀胱燥热之因于肺失清肃者，亦小便不利之一证，又肾燥则输尿管亦失其职，而膀胱亦燥，知母能清膀胱之热，其旨如是。

黄柏

【赵注】泻膀胱火，补肾水不足，为血分药。

【正义】知柏清下焦之火，仍是泻膀胱之实热。昔人每称为滋阴之品，以其清邪热而真阴乃安，是热去而阴液自能滋长之意，然竟认作滋补，大有语病。古今阴虚劳怯①之证，不知为此二字，断送几许人命！不意洁古高明，亦列于补虚条中，真是以泻代补，不得不谓之荒谬，甚至独列此二物，以为补虚，则又何怪俗医专以"滋阴降火"四字，日演此不血刃②之惨剧！而赵双湖犹以润燥滋阴泻火补水之说，强为气分血分之辨，抑亦末矣！

---

① 阴虚劳怯：阴虚内热性质的虚劳病证。旧时认为肺病是纵情酒色，身体疲劳过度所引起，故称为"劳怯"。明·凌濛初《二刻拍案惊奇》："日夜欢饮，酒色无度，不及二年，遂成劳怯。"或作"劳疾"。

② 不血刃：兵器上没有沾上血。指没有经过激战就取得了胜利。刃，刀剑等的锋利部分。

寒

【赵注】虚寒则气结下，或升或散，皆所以通其气。虚寒则元气不固，或温或涩，皆所以固其气。

【正义】膀胱虚寒，或为滞结而窒塞不通，或为不约而溺床遗矢。温和燠煦，所以疏达其气机；温养酸收，所以固摄其关闸。若有脾胃清阳，陷入下焦者，则补脾胃而升举下陷之阳，亦治下焦虚寒之一法。赵谓温涩所以固气，升提所以通气，固是各有一义，但散之一字，只可以治太阳在经之表寒，非所以治在腑之虚寒，不可不知区别。

桔梗

【赵注】开提气血，载药上浮。

【正义】桔梗苦泄，能通治上中下三焦气分之滞，本非可补虚寒之药，唯阳虚者其气必结，洁古录之于膀胱条中，盖亦能知其有疏通下焦气分之功。但开泄宣通，断非升提上行之药，细绎《本经》，其旨可见。洁古独称之为诸药舟楫[①]，本是误会。（说详拙编《本草正义·山草类》桔梗本条）赵双湖于此，亦谓开提气血，载药上浮，则细问与本条膀胱之腑，尚能相合否耶?

---

① 舟楫：船和桨。泛指船只。桔梗味薄，为阴中之阳而主升。能载药上行，常作为治疗人体上部疾病的引经药，故称之为"舟楫之剂"。《本草求真》云："桔梗系开提肺气之药，可为诸药舟楫，载之上浮。"

升麻

【赵注】能升清气于至阴之下。

【正义】升麻能升脾胃下陷之清阳，下元虚者大忌。洁古于此以为治膀胱之虚寒，非审证明白，不可浪用。盖闭癃①及遗溺②之病，自有脾阳下陷一候，然不可多得，非凡是膀胱之虚，皆宜升清也。

益智仁

【赵注】涩精固气，缩小便。

【正义】益智温养下元，固涩精气。若下虚不摄，而为遗浊③、溲数诸证，始为相宜。苟有湿热，即多流弊，洁古录此于虚寒条中，极合分寸。

乌药

【赵注】辛温顺气，治膀胱冷气。

【正义】乌药温煦气机，而淡泊不燥，亦上中下三焦气分通治之药。

---

① 闭癃：中医病证名。又称小便不通；尿闭。以小便量少，点滴而出，甚则闭塞不通为主症。病情轻者涓滴不利为癃，重者点滴皆无称为闭。

② 遗溺：中医病证名，又名遗尿。以虚证多见。

③ 遗浊：中医病证名。即遗精。

萸肉

【赵注】 固精秘气，缩小便。

【正义】 山萸酸收温涩，能收摄肝脾肾真阴之涣散，用于下焦阴虚①之证最合。盖膀胱以阳和敷布而小便始调，实热则液干而溲少，治宜清利，虚寒则水澄而溲多，治宜温涩。故高年阳气既衰，及小儿稚阳未狂②，夜必多溺甚至自遗③，则摄纳膀胱，必用温养收涩之药，如韭子、覆盆子之类，皆治膀胱之虚寒，固不仅萸肉、益智可以固护其阴阳。唯虚热扰之，亦有关门缓急，而为不约④，或遗尿者，则当分别论治，不可误施。

本热利之

【赵注】 不言本寒者，已见补虚条中，省文也。

降火

【赵注】 水在高源，上焦有火，则化⑤源绝。清金泻火，亦补母之义。前虚热条中所载，乃正治法，此乃隔一治法，互文也。至行水泄火，唯实者宜之，已见前泻实条中，与此条有别。

【正义】 前之利水泄火，固是泻实。然此条本热，亦何尝非

---

① 阴虚：《脏腑药式》作"虚寒"。当从。

② 狂：《脏腑药式》作"长者"。当从。

③ 自遗：精滑，即遗精。

④ 约：限制使不越出范围；拘束。

⑤ 化：据文义疑作"水"。

实热，洁古本未免有复迭之弊，栀子、柏皮、丹皮、地骨，何一非泻实之药？赵氏谓其有别，吾未见其能别也。至渭水^①出高源，其说固自有至理，凡膀胱不利而为癃闭之证，但知清热通利，未必皆效，唯宜泄开展肺气，以通气化之上源，则上窍通而下窍自泄。如一壶之水，仅有在下一窍，则虽倾之而滴水不流，必为之开一上窍，则下窍遂利，此所谓下病求之于上者也，故杏、贝、葶、蒌、紫菀、百部、兜铃、霜叶^②等之开肺者，相其虚实，择用一二，以合于导水药中，则水源既开，无不捷效，此则赵氏注之所谓隔一治法，然洁古所录之药，则尚未之及也。

地黄

【**赵注**】苦寒泻火，入手足少阴。

【**正义**】地黄泻火，以清膀胱之热也，赵氏加一"苦"字，未免不切。且何尝专入手足少阴。

栀子

【**赵注**】泻心肺邪热，从小便出。

茵陈

【**赵注**】寒胜热，苦燥湿，入足太阴。

---

① 渭水：渭河，古称渭水，是黄河的最大支流。发源于甘肃省定西市渭源县鸟鼠山，主要流经今甘肃天水、陕西省关中平原的宝鸡、咸阳、西安、渭南等地，至渭南市潼关县汇入黄河。

② 霜叶：疑为中药霜桑叶。

【正义】茵陈善导脾胃湿热，清利小水。

黄柏

【赵注】泻相火，补肾水。

【正义】此为清泄膀胱之火而用之，何必仍说到补肾上去。

丹皮

【赵注】入手足少阴，泻血中伏火。

【正义】丹皮清血分之火，合诸脏腑而一以贯之。若拘泥其只入手足少阴，反觉胶柱鼓瑟[①]，执一不通。

地骨皮

【赵注】降肺中伏火。

【正义】地骨深入土中，阴寒成性，故专清阴中之热。治下焦相火，尤合分量。赵注抵觉呆板太过，全无活泼灵通气象，大失药性之真。

标寒发之

【赵注】不言标热者，寒邪中下，初入太阳，犹未变为热也。

---

① 胶柱鼓瑟：用胶把柱粘住以后奏琴，柱不能移动，就无法调弦。比喻固执拘泥，不知变通。《史记·廉颇蔺相如列传》："王以名使括，若胶柱而鼓瑟耳。括徒能读其父书传，不知合变也。"

【正义】太阳之气，本是寒水，寒邪初感，足太阳之经，首当其冲，《伤寒论》六经次序，所以讫始①于太阳者，正以寒邪必先入太阳故也。太阳之证，必以恶寒为提纲，是太阳只有标寒而无标热。若温热之感，则未必皆从太阳始央。赵谓寒邪中下，仍踵伤寒必传足经之误。

发表

【赵注】太阳主表。寒邪入表，急宜驱之使出，故发汗之法，较解表尤重。

【正义】寒邪在表，是宜发而散之，发即解也。赵注谓有轻重，入邪魔矣。

麻黄

【赵注】辛温发汗，去营中寒邪。

【正义】麻黄体轻而善发，太阳无汗恶寒者为主药，不可泥死②"营卫"两字。

桂枝

【赵注】发汗解肌，调和营卫。

【正义】桂枝辛温，其力最薄，故解肌肤之风寒，不能发大汗。

---

① 讫始：从开始到现在（的过程）。
② 泥死：泥，死板；不灵活。死，本义为生命终止，后引申为无生命的、难活的、不活动的、行不通的、拼命地、不顾一切地等。

羌活

【赵注】搜风胜湿，入足太阳经。

【正义】羌活气味雄伟，温而且燥，性烈善行，发太阳之汗，视麻黄、桂枝而尤猛。仲景不用，殆嫌其辛燥已甚，不若麻黄、桂枝之驯良。洁古制九味羌活汤，俗人必谓后出之方，比仲景法为平淡近情，而不知其刚烈过之。陈修园①谓服之得汗有二弊，不得汗亦有二弊，其说甚确详见拙编《古今医案平议》第一种感冒误表条。

防己

【赵注】通腠理，疗风水，太阳经药。

【正义】防己逐湿，内则护脾土而使不为湿困，为其能防堤己土②，故名之以其能。外则疏腠理而去湿利水，此是足太阴经主药。洁古采入此条，殊为不类，而双湖竟能为之应声，直曰太阳经药，抑何昏愦至于此极。

---

① 陈修园：即陈念祖，字修园，又字良有，号慎修，福建长乐（今福建省福州市长乐区）人，清代名医。著有《灵素节要浅注》《伤寒论浅注》《金匮要略浅注》《长沙方歌括》《伤寒真方歌括》《金匮方歌括》《时方歌括》《伤寒医诀串解》《女科要旨》《神农本草经读》《医学三字经》《医学实在易》《医学从众录》《时方妙用》《景岳新方砭》。

② 为其能防堤己土：即谓防己命名之由。《本草正义》："名曰防己者，以脾为己土……己土受邪之病，而此能防堤之，是为古人命名之真义。"防堤，提防或防范。清·李渔《风筝误·释疑》："倒不如三杯酒化做一团和气，还落得冤家少，狭路省防堤。"己土，指天干与五行的配属关系。出自《素问·五运行大论》。天干第六位己，相配五行属土，故称。

黄芪

【赵注】无汗能发，有汗能止。

【正义】芪专走表，然非太阳经药，补气实表，专能止汗。洁古乃列于发表队中，殊为可骇[①]。然无汗能发，有汗能止二语，确出洁古之书，岂洁古意中，欲以芪之善于行表者，领表散之药，以达皮毛耶。

木贼草

【赵注】发汗解肌，升散火郁风湿。

【正义】木贼轻扬空松，形质与麻黄相似，故性亦近之，能发太阳之表。

苍术

【赵注】发汗除湿。

【正义】苍术气味芳烈，为湿家要剂，彻里彻表，一以贯之。虽能发表，然非湿盛者不可浪用。是太阴脾经之药，不可认作太阳通治之法。寿颐按：足太阳经为表病第一步者，以太阳禀寒水之气，寒邪感人，同气相应，故必先袭太阳，此《伤寒论》之所以首列太阳病也。然亦只桂枝、麻黄，为太阳表证专药，气味轻灵，能发汗而无燥烈之弊，所以遝古相承，定为不祧之祖。自宋

---

① 殊为可骇：与众不同，令人震惊。殊为：与众不同的做法，独特的行为。可骇：令人惊讶，令人震惊。唐·柳宗元《龙城录·李太白得仙》："道士于碧雾中跨赤虬而去，太白耸身健步追及，共乘之而东去，此亦可骇也。"

金元以后，医学日芜[①]，过于重视仲景之书，遂疑麻桂为猛剂而不敢用，乃制羌活、苍术等方，以代麻、桂，谓为四时发表之通剂，其意必曰此较仲景之方为轻，而不知燥烈剽悍，实是过之。抑且羌活、苍术等之发汗，是发寒湿之汗，已非风寒轻感，所能通用。而风温暑热为病，皆是万万不可发汗者。虽其身热头痛，亦或畏寒，确是太阳表病，又岂此类套方可以妄试？而乃认作四时发表之通剂，然乎？否乎？洁古此条，以羌活、苍术列入太阳发表队中，大失仲师本旨，且黄芪亦不能认作发汗之药也。

肾

肾藏智，属水，为天一之源，主听，主骨，主二阴

【正义】肾居北方太阴之位，于时为冬，合德于水此太阴以阴气旺盛言之，犹《易》学家之所谓老阴[②]。《素问·金匮真言论》以肾为阴中之阴者，即是此义。《六节脏象论》谓：肝为阴中之少阳，通于春气；心为阳中之太阳，通于夏气；肺为阳中之少阴，通于秋气；肾为阴中之太阴，通于冬气。以肝心肺肾四脏所裹阴阳之气，分别太少，与十二经络之太、少阴阳，各是一义，不可混同。今王启玄注本《六节藏象篇》作"肺为太阴，肾为少阴"，是浅人误以经脉之太少阴，妄为窜改，乃与心为太阳，肝为少阳之义，不相符合，自乱其例，古人必不如此。宋校正据《甲乙经》、全元起、《太素》三本以正其误，其说甚是，可知启玄所据之《素问》，纰缪甚多。王氏只知望文生义，强为附会，殊不足据。**然体虽属阴，而相火寓焉，以水为体，以火为用，阴阳二气，包含涵育于其间，所以为先天之根本，生命之窟宅，是即《易》学家先天太极之原理，阴阳水火，混融**

---

① 芜：草长得杂乱。喻杂乱，没有条理。

② 老阴：指四象之一，用三枚铜钱测六爻出现三个反面，《易》四象之一。《朱子语类》："《易》中只有阴阳奇偶，便有四象，如春为少阳，夏为老阳，秋为少阴，冬为老阴。"

未分，元气氤氲①，蕴藏不露，既不能显言其是水是火，即不当区别其为阴为阳。形虽两枚，体用一致，固生理之最可信，而亦事理之至明白者。《素问》《甲乙》《太素》诸书，从未以左右两肾分别言之，是其明证。自《难经》有"两肾者，非皆肾也。其左为肾，右为命门"之说，而一脏几有两脏之别，已未免节外生枝，骈拇枝指之谬，殊与上古医说不侔②，岂是古人真旨？然其言曰：命门者，谓精神之所舍，原气之所聚也，男子以藏精，女子以系胞，仍是两肾共有之体用。又谓：其气与肾通。则虽强立命门之名，而左右两肾，尚未有水火阴阳，各居一宅之说。故叔和《脉经》虽以两肾分诊左右两尺，列为两条，而其文大同，亦未有水火之界限 今本《脉经》肾部右手关后尺中一条之末，有"左属肾，右为子户③，名曰三焦"十二字，更是不伦不类，断为妄人窜入，必非旧本所有，说详拙编《脉学正义》。即《脉经》《千金》论肾脏虚实，亦不以水火二气，分别畛域④。洁古此书，独于肾脏之中，别出命门专条，竟以一水一火，两两对峙，未免故为立异，实则火之盛衰，水之邪正，固皆本脏之专职，不能以肾与命门，分树标帜。试观下文肾之本病，及命门本病两条，颇多复出之证，从可知二者之必不能划定鸿沟，反以贻迭床架屋之累也。寿颐窃谓不如以下文命门条中"相火之原"四字，并入本条"天一"句下，庶几先天元始，水火阴阳，混含于大冶之中，较为圆相⑤。

---

① 氤氲：指湿热飘荡的云气，烟云弥漫的样子。也有"充满"的意思。

② 不侔（móu 谋）：不相等；不等同。《后汉书·荀彧传》："海内未喻其状，所受不侔其功。"

③ 子户：中医生理名词，即子宫、胞宫、子门。

④ 畛域：界限，范围。《庄子·秋水》："泛泛乎其若四方之无穷，其无所畛域。"成玄英 疏："譬东西南北，旷远无穷，量若虚空，岂有畛界限域也。"

⑤ 圆相：佛教徒参禅，禅僧每以拂子、如意、拄杖或手指等，在地上或空中画一个圆圈，叫"圆相"。指真理之圆满与绝对。

本病

诸寒厥逆

【正义】肾为寒水之脏，而真火即涵育于其间。如能阴阳和同，水火相济，则水寒亦无偏胜之虑。唯肾家真阳无权，致令寒水之气泛溢无制，则为寒厥。此阴霾太盛，真寒之病，与外感寒邪，只在经络者不同，故为本病。《经脉篇》是主肾所生病者，痿厥嗜卧之厥，即寒厥也。

骨痿

【正义】肾者主骨。《素问·痿论》谓：肾气热则腰脊不举，骨枯而髓减，发为骨痿。又谓：肾者水脏也，水不胜火，则骨枯而髓虚，故足不任身，发为骨痿，故《下经》云：骨痿者生于大热也。寿颐按：痿论之所谓骨痿，专以水衰火亢，消铄骨髓立言，是因热而成痿。然肾水不充，不能荣养筋骨，而骨为之痿者，证自不少，固不必皆由火亢所致。《经脉篇》肾足少阴脉，是主肾所生病者条中，有痿厥一证，固指骨痿言之也。

腰痛，腰冷如冰

【赵注】脏腑①及腑。

【正义】经谓：腰者肾之府。盖亦肾所居，正当腰之部位，故以

---

① 腑：《脏腑药式》作"病"。

腰为肾府，犹言肾所安宅之部耳。肾脏虚寒，腰膂未有不酸疼清冷者。故腰痛腰冷，确为肾脏本病。此证乃《经脉篇》所未言，而洁古补出者。然《经脉篇》有脊股内后廉痛一条，则脊痛固包涵腰痛言之也。

足胻①肿寒

【赵注】水气下注。

【正义】肾足少阴之脉，循胫而上，故胫②之肿寒，皆属肾病。然此以经脉所过言之，是经病。洁古之例，当为标病，不当列于本病条中。

少腹满急、疝瘕③

【赵注】肾主下焦，少腹肾所治也。

【正义】少腹满急疝瘕，本是肝络窒滞为病。然正唯肾液不足，水不养肝，而肝络乃滞。洁古列为肾病，推本言之，自有至理。赵氏仅谓肾主下焦，太觉浮泛，则非洁古本旨。

大便闭泄

【正义】肾开窍于二阴。阖而不开则便闭，关闸不守则便泄。

---

① 足胻（héng 衡）：指小腿及足踝部位。

② 胫：小腿，从膝盖到踝骨的部分。

③ 疝瘕（jiǎ 假）：中医病证名。腹中气郁结块所致。

吐利腥秽

【正义】此指霍乱之上吐下泄者。脾肾无权，中州大气猝然缭乱，以致腹痛而吐泻无度，确为肾脏无阳之本病，故肢冷，面青，唇舌无华，脉微或伏，非大剂四逆回阳，不及挽救。然其所吐下者，皆清澈而无秽气。兹曰腥秽，则唯湿热蕴积之霍乱为然，殊非肾家之病。此中病理，正是虚实寒热，判如霄壤①，必不可混淆不清，指鹿为马②。洁古既以吐利列入肾脏本病条中，则"腥秽"二字，必有误会，不可不正。

水液澄澈清冷，不禁

【赵注】肾主二阴。

【正义】肾脏无阳，则大小便皆澄澈清冷。且肾主闭藏，肾气不摄，则关闸废弛③，故为二便不禁。

消渴引饮

【赵注】火旺伤水。

【正义】此阴火上炎，灼烁津液，饮一溲二之下消证，故为肾之本病，与肺火胃火之上消、中消二者不同。

---

① 霄壤：天和地。形容相距极远。

② 指鹿为马：指着鹿，说是马；比喻故意颠倒黑白，混淆是非。出《史记·秦始皇本纪》。

③ 关闸废弛：肾调节水液的功能失常。关闸，肾有调节水液的功能，起着胃的关闸作用，故肾为胃之关闸。《素问·水热穴论》："肾者，胃之关也，关门不利，故聚水而从其类也。"废弛：荒废；衰败。

【补】饥不欲食

【补曰】《经脉篇》肾足少明之脉，是动则病饥不欲食。寿颐按：是证脾病为多，本不全系肾脏之病。唯肾中真阳，不能上承，则脾胃消化之力必弱，固亦应有之义。隋杨上善[1]注《太素》，谓少阴脉病，阴气有余，不能消食，故饥不能食也。寿颐按：《太素》三十卷，其经文不知何人编次，节取《素问·针经》以类相从，与皇甫士安《甲乙经》同例，其注则隋杨上善所作也。《旧唐书·经籍志》《新唐书·艺文志》皆有：《黄帝内经太素》三十卷，隋杨上善注。宋林亿等据《甲乙经》及全元起注本《素问》及《太素》，以校正王注《素问》者，即是此书。凡字句有异者，往往《甲乙经》及《太素》为长。顾其书久已无闻，乾隆间《四库书目》，尚未著录。近二十年前，浙西袁爽秋氏，始据杨守敬氏东瀛传抄之不全刊行。定海黄元同以周氏亦有旧抄《太素经》校本叙文见袁刻《太素》附录，亦谓得自日本旧抄，谓系彼国仁安二年校本，即中国南宋之乾道时，所缺卷页，与袁刻同。民国甲子，黄波肖北丞孝廉，又据别一东人抄本，校正袁刻，用宋人书法，精缮成帙[2]。湖北巡阅使肖耀南，为之精刻于武昌省域。寿颐曾得武昌中医学会同人持赠一部，可以考见袁刻小有讹误。尝以袁、肖两刻之《太素》，对校今本《素问》，则异字甚多，始知王启玄所据之本，殊非善本，而今之《灵枢》其出尤晚，又少善刻，讹误更多。且启玄之《素问注》，甚多肤浅纰缪[3]，远在杨氏之下，残缺之余，尤堪珍贵，正不仅物希之可宝也。

【补】面黑

---

① 杨上善：隋唐人，官至太子文学。编有《黄帝内经太素》三十卷。

② 精缮成帙：抄写成书。

③ 纰缪：错误，荒谬。《礼记·大传》："五者（治亲、报功、举贤、使能、存爱）一物纰缪，民莫得其死。"郑玄注："纰缪，犹错也。"陆德明释文："缪音谬，本或作谬。"

【补曰】《经脉篇》有此证。黑为肾之本色，肾脏受病，故色见于面。今本《灵枢》作"面如漆柴"。《甲乙经》及《脉经》作"面黑如炭色"。《太素》作"面黑如地色"。杨上善注："以阴气盛，故面黑如地色也。"

【补】咳唾则有血，喝喝而喘

【补曰】《经脉篇》有此证，是肾虚气逆上乘之病。而《太素》作"如"。杨上善注：唾为肾液，少阴入肺，故少阴病热，咳而有血，虽唾喉中不尽，故呼吸有声，又如喘也，喝，呼葛反。喝喝，《脉经》作"喉鸣"，盖叔和所改。

【补】目䀮䀮如无所见

【补曰】《经脉篇》有此证[①]。目之瞳神，即是天一之真水，肾水不充，目无神采。䀮䀮，《太素》作"䀮䀮"。杨注：目精气散，故䀮䀮无所见也。䀮，莫即反。

【补】心如悬，若饥状

【补曰】《经脉篇》有此证。若饥，《太素》作"病饥"。杨注：足少阴病，则手少阴之气不足，故心如悬饥状也。寿颐按：心为血液之总汇，肾水既亏，血液未有能充足者，心又何恃而不病？正不必附会少阴之气，互相贯注也。

【补】气不足则善恐，心惕惕[②]如人将捕之

【补曰】《经脉篇》有此证。此亦肾水心液两两[③]不充，则正气自馁，而恐慌生矣。杨注《太素》：肾主恐惧，足少阴脉气不足，故善恐，心怵惕[④]。

---

① 证：《脏腑药式》此下有"肾开窍于目"五字。当从。

② 心惕惕：中医病证名。指惊恐不安心绪不宁的情状。

③ 两两：成双成对。

④ 怵惕：中医病证名。恐惧惊骇之证。怵，恐惧之意。惕，惊骇之状。因七情内伤所致。《灵枢·本神》："是故怵惕思虑者则伤神，神伤则恐惧，流淫而不止。"

【补】上气

【补曰】《经脉篇》肾所生病有此证，是肾气不摄，而泛溢逆上也。

【补】烦心心痛

【补曰】《经脉篇》肾所生病有此证。足少阴之脉，支者从肺出络心，故心烦心痛，亦有属于足少阴者。

【补】黄疸

【补曰】《经脉篇》肾所生病有此证。疸本脾胃湿热为病，唯脾病及肾，亦能发黄。有肾虚火炎而成疸者，如女劳疸①之类是。有肾家寒湿，郁久蒸变而成疸者，如黑疸阴黄之类是。疸，《太素》作"瘅"，按《说文·玉篇》，疸训"黄病"，瘅训"劳病"，义本各别，唯古书每以音近通用。《汉书·艺文志》经方十一家有《五脏六腑瘅十二病方》四十卷。师古注：《瘅》，黄病，字已作"瘅"。杨注《太素》：热成为瘅，谓肾脏内热发黄，故曰黄瘅。以热训瘅，失之。盖《素问·奇病论》之脾瘅，疟病论之瘅疟，皆作热解，皆非黄瘅之瘅。而肾病之疸，则有虚热，有虚寒。黑疸阴黄，皆非热病，不得谓肾病发黄，悉属内热也。

【补】肠澼

【补曰】《经脉篇》肾所生病有此证。盖肠澼虽属实热为多，而肾虚不摄，下焦失职，亦有是候。此滞下之虚证，非寻常肠澼也。

【补】嗜卧

【补曰】《经脉篇》肾所生病有此证。盖阴霾用事，阳气无权，即仲景所谓少阴之病，但欲寐者是。杨注《太素》津液不通，筋弛好卧，则谓阴液不能荣养，而精神疲惫也。

---

① 女劳疸：中医病证名。黄疸类型之一，出《金匮要略》。症见身黄、额上微黑、膀胱急、少腹满、小便通利、大便色黑、傍晚手足心发热而反觉恶寒。

标病

发热不恶热

【赵注】真寒假热。

【正义】身热恶热，是阳证；身热不恶热，是阴证，此即《伤寒论·少阴篇》之发热，非内伤病之阴虚发热也。赵注谓真寒假热，则阴盛于内，格阳于外，是当属于肾之本病，非经络之标病矣。

头眩、头痛

【赵注】太阳经病，肾络所通。

【正义】肾阴不足，而相火上炎，头眩头痛，固亦应有之病，但此是肾之本病，不得列于标病条中。盖肾足少阴之脉，不上于头也。洁古录此，已是误会，而赵氏乃以太阳表证之头痛，妄为比附，更是牵萝补屋[①]手段，其亦知太阳经病，有头痛，无头眩耶？

咽痛、舌燥

【正义】《经脉篇》肾所生病，有口热舌干，咽肿嗌干及痛诸证。足少阴之脉，循喉咙，夹舌本，此系真水不足，龙相上燔[②]为病，与上焦风火痰热之实证不同。

---

① 牵萝补屋：拿藤萝补房屋的漏洞。比喻生活贫困，挪东补西。后多比喻将就凑合。出唐·杜甫《佳人》诗："侍婢卖珠回，牵萝补茅屋。"萝：女萝，植物名。
② 龙相上燔：肾火上炎。

脊股后廉痛

【正义】《经脉篇》肾所生病，有脊股内后廉痛一条。足少阴脉，由腘内廉上股内后廉，贯脊，故此脉不足，而循行诸部，皆为之痛，洁古本条无"内"字，盖有脱误，此系股内之后廉，不当删一"内"字，

【补】足下热而痛

【补曰】《经脉篇》肾所生病有此证。足少阴之脉，起于小指之下，斜趣[1]足心，故肾阴虚者足下或热或痛。

命门

赵注：右肾为命门。为相火之原，天地之始，藏精赵注：精化于气，生血赵注：阳能生阴，降则为漏，升则为铅[2]赵注：铅乃北方正气一点初出之真阳，一念之非，降而为漏，一念之诚，守而为铅，主三焦元气。

【正义】洁古特出命门专条，而以相火系之，欲与肾之水脏，两相对峙，终是金元人之武断，隋唐医家，尚无此说。然于"相火之原"之下，即继之以"天地之始"，殊为可怪，岂在混沌未分以前，有阳无阴，有火无水，先天太极之理，竟如是之怪不可识耶？而又继之以"藏精生血"四字，则精也血也，明是阴液，又胡可偏属之相火一类？立言不顺，至此已极！而赵氏更能制出

---

① 斜趣：斜走。趣，通"趋"。趋向。《诗经·大雅·棫朴》："奔向左右趣之。"《列子·汤问》："汝先观吾趣。"

② 降则为漏，升则为铅：命门真火虚弱下陷，则遗精滑精。命门真火升，既得真铅，成先天一气生万物。人体生理活动正常进行。漏为遗、滑。铅：道家称铅自外来，为先天一炁（qì气），也称元始祖炁。是指生天生地生人生万物的原始之炁，是构成天地万物的基本物质。

"精化于气，阳能生阴"八字，强作解人。究竟《素问》只言精化为气，而可硬改一字以就之？且阳生阴长之理，只有阳旺而阴以消亡者，未闻孤阳可以生阴，而赵氏竟能信手拈来，随处附会，真不知人间有羞耻事矣，怪乎不怪？若夫降则为漏，补则为铅等说，明是方士丹灶家向壁虚构，欺人之语，纵令修炼者果能为之，亦是左道旁门①，当援惑众②之例，杀之无赦。而谓医为性命之学，可以自侪于五利文成辈③耶？赵注如涂涂附，更不足道。若谓三焦元气，一以贯之，而根本在肾，洵是天经地义，不可移易，则命门名目，终是胼枝④。在洁古本文，初未揭出"右肾"二字，是其犹有顾虑，尚是一灵不昧，而赵双湖竟敢以右肾命门为之征实，踵《难经》一家之误，竟不知《素》《灵》诸书皆无是说。目光之短，何能讳言，何如节取本条"相火之源藏精主三焦元气"十一字，并入上节中之为愈乎？

本病

【赵注】不言标病者，两肾经络皆同也。

【正义】经络同，而本脏为病，可以不同，岂孟子所谓"不揣

---

① 左道旁门：原指不正派的宗教派别，借指不正派的学术派别，现泛指不正派的东西。明·许仲琳《封神演义》："左道旁门乱似麻，只因昏主起波查。"

② 当援惑众：用来惑乱众人。

③ 自侪（chái 柴）于五利文成辈：把自己比作五利和文成。侪，等辈，同类的人。五利，汉方士栾大的称号。武帝以为栾大能通神仙，对其委以重任，封他为五利将军。后因方术不验，栾大被腰斩。文成，汉代将军名号，即李少翁，西汉方士。齐人。文成将军以召神劾鬼术受汉武帝宠信。曾为武帝招王夫人神，拜为文成将军。后术败被诛。

④ 胼枝：即骈拇枝指。

其本而齐其末"①者耶？赵双湖真别有肺肠②者。

前后癃闭

【赵注】肾主二阴，左肾病便闭，右肾病癃闭，有寒热之分。

【正义】肾开窍于二阴，故肾病而溲便为之变，此合闭塞与不禁言之，乃病理之最明显。而万不能分水火二气，以为癃闭必系火亢，不禁必系水寒者。洁古以不禁属肾，而系脏闭于此，已隐隐有水火各病，左右分属之意。界限一清，即非脏真本色，复不料双湖于此，更能以溲便之变，分属于左右二肾，似此探讨病源之法，正不知其从何处悟到？又谓便闭、癃闭有寒热之分，亦不识此公意③中，果以何者为寒，何者为热，呼牛呼马④，随笔写来，无不如志⑤，而皆是从古未闻之病理，双湖独断，真不可及！

气逆、里急、疝痛、奔豚⑥

【赵注】病同左肾，满急、疝瘕，而有寒热之别。

---

① 不揣其本而齐其末：比喻不把事物放在一个标准上进行比较，就会得出错误的结论。不揣：不考虑，不估量。本：根本，根基。末：末梢，末端。出《孟子·告子下》："不揣其本而齐其末，方寸之木可使高于岑楼。"

② 别有肺肠：比喻人动机不良，故意提出一些与众不同的奇特的主张。别有：另有；肺肠：指思想。

③ 公意：公众的意愿。共同的意见。

④ 呼牛呼马：指称我牛也好，称我马也好；比喻别人骂也好，称赞也好，决不计较。即毁誉由人，悉听自然。出《庄子·天道》："昔者子呼我牛也而谓之牛，呼我马也而谓之马。"清·俞樾《七侠五义序》："呼牛呼马，无关轻重也。"

⑤ 如志：随顺意愿，实现志愿。《左传·僖公十五年》："古者大事，必乘其产，生其水土，而知其人心，安其教训，而服习其道，唯所纳之，无不如志。"

⑥ 奔豚：指患者自觉有气从少腹上冲胸咽的一种病证。由于气冲如豚之奔突，故名奔豚气。见《金匮要略·奔豚气病脉证并治第八》。

【**正义**】肾虚不摄，气逆上涌，即《经脉篇》之所谓上气。里急又即上条之所谓少腹满急。疝痛奔豚，固皆肾病，上条已一一详之，又于此条复出，终是迭床架屋，所谓关门闭户掩柴扉者是也。凡此诸证，诚各有为寒为热之别，而赵氏必以寒热二者，分系左右两肾，终是闭目乱道。

消渴

【**赵注**】亦同左肾，而水虚火虚不同。

【**正义**】下消固是肾病，洁古亦复出为二，真不知如何有异。而双湖偏能谓消渴有火虚，尤为奇特。须知肾脏无火，而小溲清长，甚至溺味变甘者，其人决不渴饮。可知消证有火虚，而消渴必无火虚也。

膏淋

【**赵注**】淋病属小便，而膏淋则伤精。

【**正义**】膏淋之证，小便如油如膏，其则溺器①中粘结稠迭，有如败絮②，皆是肾家脂液，与诸淋之膀胱为病不同。

精漏、精寒

【**赵注**】命门主藏精。

【**正义**】精病诚是肾病，然藏精者两肾皆然，决不能如双湖之

---

① 溺器：盛小便的器物，夜壶，尿壶。
② 败絮：破旧的棉絮。

说，独藏于右。试转一说以诘①之，谓左肾有水无精，不知双湖意中以为然否？

赤白浊

【赵注】亦精道病。

【正义】浊诚精病，然必不能谓独是右肾之病。双湖于此，何不注之"命门主精浊"耶？

尿血、崩中、带、漏

【赵注】命门主生血。

【正义】尿血是尿道为病②，带下是带脉为病，各有其源，不可因其同为下焦之病，而概归于肾。洁古并列于此，不无误会。赵氏且能以命门生血，混混注之，则带亦是血，尤其可怪。抑且生血之义，实在中焦，经有明训。若谓肾脏生血，亘古皆无此说，尤其错中错矣。

水强泻之

【赵注】真水无所谓强也，膀胱之邪气旺，则为水强。泻膀胱以泻水，下分二法。

【正义】肾是真阴，唯恐其不足，断不嫌其有余，故肝心脾肺，皆有太过之气，皆有泻法。唯肾独不泻，虽有时寒水不驯，阴霾泛溢，似乎水之有余，然皆是阴寒太过，则只有温养温摄之

---

① 诘：责问。

② 病：《脏腑药式》此下有"崩漏是冲任为病"七字。

法，亦不得谓为泻水。双湖谓真水无强，宁非确论？而洁古意中，则谓诸脏腑既各有泻之一条，则不可独于肾脏缺此。究竟肾水可泻，亘古无闻，则勉强以泻子泻腑，分列两条，姑备其目，终非应有之义，此拘执牵强，所不能为洁古讳者，而赵氏且欲以膀胱之邪水当之，明是节外生枝，大失脏真本义。

泻子

【赵注】木为水之子，水湿壅滞，得风火以助之，结为痰涎。控去痰涎，正所以疏肝而泄水也。

【正义】四脏皆有实证，固皆有实则泻子之法，独肾阴本无所谓实，则泻子一层，已不适用。况以五行言之，肾水之子，是为肝木，肝有太过之气火，方为当泻，而所以泻肝木之气火者。试问与水强二字，何能粘合？是"肾强泻子"四字，尤其说不过去。洁古太拘，那不左牵右强，所以虽立泻子专条，终苦于无药可立程式，乃独举牵牛、大戟二味，则于泻肾泻肝本义，又皆拍合不上，正不知须菩提于意云何？不意双湖聪慧，能于泻水之外，寻得一个湿字，作为陪客。又苦于泻湿一层，于肝无涉，则又牵出肝家之"风火"二字，使与水湿并作一炉，然后湿①为痰涎，以备牵牛、大戟之适用，必如是而始合于疏肝泄水之义。珠穿九曲②，煞是大费苦心，无如百折回廊③，幽深玄远④。而不适于用，其奈之何⑤？

---

① 湿：《脏腑药式》作"结"。当从。

② 珠穿九曲：亦蚁穿九曲珠。施蜜于九曲珠洞眼，丝线系于蚁身，使蚁通之。后比喻运用智巧做好艰难的工作。用来形容超群的智慧；也用来形容逢到危困而得到解救。此作费尽心机解。宋·陆游《游淳化寺》："蚁穿珠九曲，蜂酿蜜千房。"

③ 百折回廊：百折，形容曲折之多。回廊，指曲折环绕的走廊。

④ 幽深玄远：幽深眇远。

⑤ 奈之何：用于方法询问，相当于"把他怎么样""对此怎么办"。

牵牛

【**赵注**】逐水消痰，泻气分之湿热。

【**正义**】牵牛诚是逐水消痰之猛将，然有水可逐，非肾脏天一之真水也。且此是泻剂之最峻者。赵氏亦知为湿热之药，又岂只泻气分耶？

大戟

【**赵注**】去脏腑水湿，泻肝经风火之毒。

【**正义**】大戟遂水涤饮，亦是一员冲锋陷阵之将，然非能泻肝家之风火者。

泻腑

【**赵注**】膀胱为肾之腑，泻腑则脏自不实。

【**正义**】膀胱有湿热阻滞，自必有泻去湿热之法，然是本腑为病，尚属轻恙，与肾无涉。若至肾家寒水泛溢，则必非通泄膀胱，所能有效。此肾脏为病，所以从未闻有泻腑一法之说。洁古设此一条，只可为膀胱湿热立法，终非治肾脏之病。而双湖尚曰泻腑则脏自不实，岂不知肾之真阴，本无所谓实耶？

泽泻

【**赵注**】利湿行水。

猪苓

【赵注】利湿利水。

车前子

【赵注】渗膀胱湿热，利小便而不走气。

【正义】利水渗泄之药，无不耗气者。苟非气分疏泄，积水蕴湿，亦无自行之理。而车前滑利，实是平淡中之猛将，故高年正气既衰，及下元不固之人皆忌之，尤为妊妇必禁之药。而赵双湖独偏能以为不走气，胡可为训？

防己

【赵注】泻下焦血分湿热，为疗风水之要药。

【正义】防己空松，故能疏通湿热，祛风导水。名曰防己者，逐水以防己土，实是中焦主药。而气味皆淡，则仅入气分。赵注必曰下焦血分，又乖①药理之真。

茯苓

【赵注】除湿泻热，下通膀胱。

---

① 乖：本义为违背，不协调。引申指分离，差错。后专指人性情、言行不合常理，别扭。宋代以后又表示机灵，伶俐。方言又指漂亮。现代又指（小孩儿）顺从，听话，不淘气。

【正义】以上数味，淡渗泄水，大略相同。以泻膀胱湿热，固是正宗。然若以肾家之水言之，则真水本无所谓强，渗泄诸药，无不伤津耗液，虽是淡泊无味，实已不可妄用。若曰寒水泛滥，则波涛汹涌之时，更非此轻淡和平，能障狂澜于既倒[1]。寿颐终谓洁古录此于肾脏条中，均非适用之药。

水弱补之

【赵注】肾为水脏，而真阳居于其中，水亏则真阳失其窟宅，无可依附，故固阳必先补水。

【正义】真水不足，宜法当补，最浅近，亦最直捷。洁古专主天一之真水而言，殊不必说到真阳上去。双湖则曰固阳必先补水，实非本题应有之义，且于此既曰肾为水脏，而真阳居其中，可见肾脏之水火阴阳，本是一气包含，不以左右分据。双湖亦未尝不知是理，则上文必曰左肾右肾，水火不同，抑又何耶？

补母

【赵注】肺为肾之母，补肺金，所以生肾水也。

【正义】金能生水，而肺居上焦，确是水之来源。肺金清肃之令下行，则肾气自安其窟宅，故补肺即以益肾，实是医理之大有经验者，与泛泛然虚则补母之通套话不同。

人参

【赵注】大补肺中元气。

---

[1] 障狂澜于既倒：比喻挽救事物于极危险的境地。障：阻挡。既：已经。

【正义】人参补阴生津，实是阴分血分主药，补肺补肾，同此一理，《本草经》所谓补五脏者，亦为脏阴而言。五脏属阴，经有明训，即宋金以降，辄谓人参补气，亦以阴液既富，而阳气自充，初亦未尝大误，尚非以为专走气分，而能以气用事。唯自明以来，认作大补元阳，却是大谬。赵氏只言补肺中元气，得无视之太隘。

山药

【赵注】色白入肺，益肾强阴。

【正义】山药甘淡，得土之正味，而多脂液，故能补脾肾之真阴。

气

【赵注】火强则气热，火弱则气寒，寒热皆能伤气。补气之法，亦不外泻火补火两端。《内经》肾脏不分左右，《本草》虽分，究竟命门治法，已该左肾中。

【正义】肾脏含水火之氤氲，秉先天之橐钥，水源木本，此身元气，蕴育于中。所谓肺司气化出纳，脾司大气斡旋者，无不仰赖于此。肾气一亏，全体胥受其病。赵氏所指寒热伤气两层，尚是肤浅之论。须知肾气之盛衰，尚不系乎寒热两端，又岂仅泻火补火，可尽补气之能事。其谓《内经》肾脏不分左右，却能窥见本源，而"命门治法，已该左肾中"二句，亦是不祧之论，然则左肾右肾，同此一体，双湖亦未尝不知，何以上文必龈龈然于左右之水火寒热？若谓本草有二肾之分，则唯金元以后之言药物者，偶或有之，非唐以前之本草，果有此也。

知母

【赵注】泻火补水润燥，为肾经气分药。

【正义】知母苦寒而润，是泻肾家相火之太过。金元以来，谓能补水者，盖言泻其邪热，即能有益真阴，非真以霜霰[①]为雨露也。然即曰滋润能补，亦只是补血补阴而已。洁古列之补气条中，本是未允[②]。而赵氏竟断定为肾经气分药，何不亲尝一瓯[③]，以验其气味之何若[④]耶？

玄参

【赵注】色黑入肾，能壮水以制火。

【正义】玄参色黑，诚是肾药；柔润多脂，诚能滋补，然甘腻无气，必不能入气分。

破故纸

【赵注】补相火以通君火，暖丹田，壮元阳。

【正义】补骨和煦，是肾家温养元气之药，又不燥烈，所以堪为久服之品。青娥丸合用核桃，涩而多脂，温煦元阳，滋填摄纳，

---

① 霜霰（xiàn 线）：霜和霰。南朝·宋·鲍照《侍郎报满辞阁疏》："煦蒸霜霰，荸甲云露。"
② 允：得当。
③ 瓯（ōu 欧）：中国古代酒器，古人也将陶瓷简称为瓯。饮茶或饮酒用。形为敞口小碗式。《说文解字》："瓯，小盆也。"
④ 何若：如何，怎样。用于询问。

苟无湿火，最是良方。

砂仁

【**赵注**】辛温益肾，通行结滞。

【**正义**】砂仁芳香，疏通气滞，是燥湿快脾之法，不可认作肾药。

苦参

【**赵注**】泻火燥湿，补阴益精。

【**正义**】苦参大苦大寒，苟非湿火猖狂，并无可以暂用之法，而赵氏竟谓其补阴益精，是真以冰雹作灌溉之资。丹溪之徒，尚不至此。

血

【**赵注**】血属阴，阴与阳相配，阳强则阴亏，无阳亦无以生阴，故滋阴温肾，皆所以益精而补血也，亦兼命门治法在内。

【**正义**】血为阴类，凡滋养肝脾肾三脏真阴者，实无一非补血之药，是当与肝脾两脏同参，不必专以厚腻重浊为主，即曰补肾之阴，非味厚者不能直达下焦，然必于滋填摄纳之中，力求流利运行，庶无窒滞碍化之弊。

黄柏

【**赵注**】泻火补水，肾经血分药。

【正义】柏皮味厚，诚走血分。然大苦大燥，乃治湿火之专药。泻火是也，何能补水？洁古列为补血之首，已是匪夷所思，双湖和之，所谓无独有偶。

枸杞

【赵注】生精助阳，清肝滋肾。

【正义】杞子色赤味甘，谓之补血，谁曰不然？然气清质润，终是滋阴之品。《本草经》明言味苦寒，主五内邪气，热中消渴，则苦寒阴药，显然易知。虽经文并不言其是实，或疑是茎叶根皮，尚非子之功用，而《毛诗》集于苞杞①，陆玑《毛诗疏》已言"苦杞②秋熟，正赤，服之轻身益气"。可见枸杞食子，由来已久，则《本经》之功用，何必不合茎、根、皮、实，而一以贯之？《别录》③亦言"子微寒"。而古今《本草》，从未有一人言其能助阳者。唯汪讱庵④《本草备要》曾一称"其色赤，属火，补精壮阳"。然又自谓"甘寒性润，补水之药"，出尔反尔，骑墙⑤两可，最是误人。赵注助阳，盖即为汪氏所误。然既曰助阳，又曰清肝，试问两句如何连贯得下，而近今俗子，偏多祖述《备要》此说，讱庵之书，罣误⑥后学，真是不浅。

---

① 苞杞：丛生的枸杞。《诗经·小雅·四牡》："翩翩者雏，载飞载止，集于苞杞。"

② 苦杞：中药枸杞子的别名。

③ 《别录》：本草专著。即《名医别录》简称，南北朝陶弘景著，载药730种。另著有《本草经集注》《养性延命录》。

④ 汪讱庵：即汪昂，字讱庵。安徽休宁县人，明末清初新安名医。著有《本草备要》《医方集解》《汤头歌诀》等。

⑤ 骑墙：立场不明确，站在中间，向两方面讨好。

⑥ 罣（guà挂）误：同"诖（guà）误"。贻误，连累。

熟地黄

【赵注】 滋肾水，补真阴，填骨髓，生精血。

锁阳

【赵注】 益精兴阳，补阴润燥。

【正义】 锁阳多脂，虽曰润泽滋阴，然动而兴阳，相火不藏者忌之。

肉苁蓉

【赵注】 入肾经血分，补命门相火。

【正义】 苁蓉本质，原是厚腻滋填，而兼禀阳和之气，阴中有阳，不威不猛，故得从容之名。然市肆中物，盐渍多时，性质俱化，仅能直达大肠，滑润通腑，已偏于阴，全无补益功力矣。

萸肉

【赵注】 补肾温肝，强阴助阳。

【正义】 萸肉温润酸收，补益肝肾真阴，而收摄耗散，洵为妙品。唯咳嗽有痰者大忌，其害当在五味之上。

阿胶

【赵注】 养肝滋肾，和血补阴。

【正义】阿胶厚腻，而禀济水沉重之质，直走下焦，滋补真阴，无出其右。但真者极不易得，北地市品，已不可靠，江浙间大药铺中杜煎①之物，采择②驴皮，尚是不杂，固亦可用，然仅属血肉有情，滋腻填阴而已，以视真品，相去甚远。

五味子

【赵注】敛肺滋肾，强阴涩精。

【正义】五味清而不浊，收摄五脏耗散之阴气，是其专长。生脉散治暑伤元气，最为恰当。如有外感，即同鸩毒。

本热攻之

【赵注】邪热入里，直攻肾脏，非如前补气条中，用清热之法，可以缓图③者也，唯有急攻一法。

【正义】热邪入里，最是伤阴劫液，况在肾脏至阴之部，以火胜水，尤为直受其害。苟不去热，何以存津，仲圣心传，真旨在是。然热既入脏，只有清理而无荡涤。盖攻下之法，仅以通泄肠胃有形之结，不能去无形之火。仲景少阴篇大承气急下三条，仍为腑有积滞而设，非以攻本脏蕴热，绎④心下痛及腹胀不大便二条，固已昭然若揭⑤。洁古于此特立一条，固亦承《伤寒论》少阴篇而来，然竟认作直攻本脏之热，甚非仲师本旨。须知脏真受灼，

---

① 杜煎：中药的一种煎法，用"杜梨"木为火煎药。此指煎膏剂、胶剂。

② 采择：挑拣，挑选。

③ 缓图：缓慢地图效果。图，追求、达到的意思。

④ 绎：本义为抽丝。引申指探求，思考，分析。此指抽出，理出头绪。

⑤ 昭然若揭：形容真相毕露，所有一切都已显现了出来。

决非承气硝黄所能一鼓而下。双湖于下条引及少阴篇文，亦知是阳明为病，然又以肾主二阴，强为涂附，一似通腑即所以泄肾脏之热，则误会矣。

下

【赵注】热入肾脏，真水已亏，岂可攻下？而《伤寒》少阴条中，有用大承气汤下之者，以有口燥咽干之症，故属之少阴，其实乃少阴阳明也。热结于足阳明，则土燥耗水。热结于手阳明，则金燥不能生水。攻阳明之热，正所以救肾水也。况肾主二阴，泻腑所以通小便，攻下所以通大便，此亦泻实之法，补前条所未备。

本寒温之

【赵注】北方水脏，加以寒邪，恐真阳易至消亡，故有急温一法。

【正义】肾虽北方寒水之脏，而真阳即寓其中，果能阴平阳秘，原无阴寒太过之虑。唯坎中阳气①一衰，即不免水寒用事②，温之亦只欲恢复其固有之阳和，俾③得春回黍谷④耳。必不可燥烈太过，反耗阴津。

---

① 坎中阳气：即指肾阳。
② 用事：指当权执政。《战国策》：“今秦，太后、穰侯用事，高陵、泾阳佐之。”
③ 俾：使（达到某种效果）。
④ 春回黍谷：同“黍谷回春”。谓春回大地带来万物生机。清·方文《寄怀从子密之》：“春将回黍谷，人尚隔桃源。”

温里

【**赵注**】温里亦不外下条益阳之法，但本非真阳不足，以寒邪犯本，急用温法，故所用皆猛烈之药，与下补火法，大同小异。

【**正义**】温里即是益阳，洁古分为两端，本是无谓，赵氏虽谓其大同小异，愚实不知其所以异也。

附子

【**赵注**】大热纯阳，逐风寒湿。

【**正义**】天雄、乌、附，皆辛烈猛将。赵所谓风，乃外来之凛烈寒风也。

干姜

【**赵注**】生逐寒邪而发表，炮除胃冷而守中。

【**正义**】生姜味薄而轻清，故专于走表，散外感之寒邪。干姜味厚而浓浊，故专于守中，助脾肾之阳气。其炮黑及浸淡者，欲其辛辣稍减，唯病势较轻者用之。如果内有真寒，非干姜不可。而赵氏独以炮与不炮，认作走表走里之分，既非古今《本草》所明言，又不合于临证治疗之经验。双湖岂并此风寒轻感之治法，尚未贯通耶？亦何苦轻于落墨①，造出许多笑话也耶！

官桂

【**赵注**】益阳补气，治沉寒锢冷之病。

---

① 落墨：下笔、落笔。

【正义】肉桂是近根之皮，故专主下焦，又必去其外层之干枯者，只用里层，故专于温中。

白术

【赵注】苦燥湿，温和中。

【正义】术以气胜，味又浓厚，脾胃阴阳并补之药。

蜀椒

【赵注】发汗散寒，入命门补火。

【正义】川椒味辛而质轻，故温脾胃，开胸痹，专理上焦、中焦寒湿。古之《本草》，皆无温肾一说，唯《大明本草》①以为壮阳，至李氏《纲目》，乃有补右肾命门一句，双湖之说，即本濒湖，然于物理性情，殊不相合。

标寒解之

【赵注】寒邪直入阴分，然尚在经络，未入脏腑，故曰标寒。

【正义】肾之经脉，虽曰阴经，在阳经之里，似非寒邪所能骤犯。实则十二经脉皆出于皮肤之表。仲师之所谓少阴发热，即是少阴表证，麻附细辛，即治少阴表寒，本是外寒直中阴经，非自三阳经传来之里证。盖十二经络，本皆有风寒外袭之表病，经所

---

① 《大明本草》：本草著作，即《日华子本草》，原书名为《吴越日华子集》，又称《日华子诸家本草》，简称《日华子》《大明本草》《大明》。五代十国时期明州四明（今浙江鄞州）人日华子、原名大明所撰，20卷，收载药物600余种。

谓或中于阴，或中于阳，无有恒常者也。是为标病，自必以解表为第一义。

解表

【赵注】寒邪入于少阴，经络虽在表，未入于里，已与太阳之表不同，第[1]可引之从太阳而出，不可过汗以泄肾经。故不言发表，而言解表也。

【正义】少阴是阴经，固与太阳之表不同，然既受寒邪，在表者仍驱之从表而散。仲师于少阴之表，亦用麻黄，同于太阳者，亦以表寒既同，自然同用此法。唯经、证不同，自有附子、细辛辅佐之别。赵谓引之从太阳而出，牵强迂曲，甚非荡平正直之路。解表即是发表，字义本无区别，何必故认幽深[2]，反致不可索解[3]。

麻黄

【赵注】发表解肌，去营中寒邪，卫中风邪。

细辛

【赵注】辛温散风邪，乃足少阴本药。

【正义】细辛气味最雄，彻内彻外，可以通腑脏之滞，可以泄肌表之邪，俱为寒气而设，不可认作风药。

---

① 第：次序。

② 幽深：深奥、玄虚。

③ 索解：寻求解释；找到答案。

独活

【赵法】搜风去湿，入足少阴气分。

【正义】独活亦气味之雄烈者，故能解散少阴经之寒邪，洁古录入少阴条中，甚是确实。然则金元以降，辄[1]以九味羌活等汤，通治四时感冒者，能不有刚燥太过之弊耶？

桂枝

【赵注】发汗解肌，温经通脉。

标热凉之

【赵注】寒邪入于骨髓，久之变而为热。以邪犹在表，故为经热。

【正义】肾家阴液不充，多有气火外浮，随经络所过，发为肌热，或则肌肤亦无热象，而病人自知熏蒸燔灼，此宜峻滋肾水，以制阳光者。洁古之所谓标热，固即指此，所以药用玄参、猪肤，病情已可明了。不意双湖误以"标"字认作外感，竟谓寒入骨髓，变而为热，故作惊人之笔。亦知寒邪果已入骨入髓，则阴霾重迭，早已汩没真阳，尚复何能持久，何能变热？而待用玄参等药，况又继之以"邪犹在表"四字，则既入骨髓，而犹在表，如何说得过去，如何联贯得下？抑且在表之经热，更非可用玄

---

① 辄：总是；就。

参，竟将本文之明白晓畅者，弄入黑暗地狱中，大是可骇。

清热

【赵注】热自内出。发热而不恶寒，不可发汗，故用清热之法。

【正义】肾火发热，无论为虚为实，皆自下而上，自内而出。

玄参

【赵注】入肾补水，散无根浮游之火[①]。

【正义】玄参阴寒滑润，只治有余之燥火，以疗肾热，所以制相火之亢盛，乃是救焚沃焦[②]之法。何双湖反以无根浮游为说，孰谓火既无根，而可以阴寒直灌，速其熄灭耶！

连翘

【赵注】入心泻火，除三焦湿热。

【正义】连翘中空，本是上焦主药。洁古录入此条，以其热之在经也。

甘草

【赵注】生用泻火，炙用补中。入汗剂，则解肌；入凉剂，则泻邪火。

---

① 无根浮游之火：言相火不能固守本位，而腾越于上、于外也。

② 救焚沃焦：形容紧急救助陷于困境中的人或事。此指补水制火，即滋肾阴、清虚火。

217

【正义】生者气味较清，故有泻之一说。然甘草治热，本是甘温能退大热之义，非国老果秉清凉之性也。双湖乃质直言之，竟谓能泻邪火，大非药理之真，说详拙编《本草正义》。

猪肤

【赵注】治少阴下利咽痛。

【正义】猪肤果是何物，古今说者，几如聚讼[①]。王氏孟英，即以猪皮之刮尽油质者当之，谓猪是水畜[②]，其皮去油，最能养阴。寿颐谓血肉有情，补而不滞，煮之极烂，必能峻滋肝脾肾脏之阴，仲景以治少阴，理即在此。

火强泻之

【赵注】火强非火实也，水弱故火强，火强则水愈弱，故泻法仍是补法。

【正义】相火太过，是为肾火之强，阳焰偾张，宁非实火，泻法岂非去其太过之谓？虽曰火之有余，本由阴不能涵，水弱火强，原是相因而至。然泻之一字，总为此之太过而设，不为彼之不足而言。彼之不足当补，别是一事；此之太过当泻，亦自有一事，岂可互相牵混，弄得淄渑之臭味无别，泾渭之清浊不分。而双湖于此，竟可谓为泻法即是补法，是真欲以大黄、芒硝，与参、术同类而观，医学中安得有此怪物？寿颐谓今西学家恒以大黄、黄连，名为大补胃气者，虽自有其理，然质直言之，可与双湖此说，更唱迭和矣。

---

① 聚讼：言论多而杂乱，看法不一致。聚，集中；讼，争辩。

② 水畜：古代以五行配五种牲畜，猪为水畜。

泻相火

【赵注】肾火与水并处，水不足，火乃有余。滋阴即以泻火，所谓壮水之主以制阳光是也。

【正义】泻火去其太甚，只就本义言之，不当牵合①到滋阴上去，虽洁古录生地、玄参，不可谓非滋阴之药，然本条正义，终是以泻为主，若曰补水泻火，必是一陶同冶。则上文水弱补之，已有专条，何必迭迭重重，如此多事。

黄柏

【赵注】泻相火，补肾水不足。

【正义】柏皮泻火，名正言顺，必曰补水，终是蛇足。

知母

【赵注】润肾燥而滋阴。

【正义】知母苦寒，上清肺胃，下泻肾肝，皆治有余之炎热。若曰滋阴，终是认霜雪为雨露。治丹溪之学者，喜为是言，窃谓松柏得之，犹或可忍，而蒲柳则顷刻凋零矣。

丹皮

【赵注】入足少阴，泻伏火，凉血而生血。

---

① 牵合：牵强凑合。宋·张世南《游宦纪闻》卷九："其说最为牵合无义。"

【正义】丹皮苦降，专清血分之热，合三焦而一以贯之，初非专主肝肾之药。凉血是也，若曰生血，终是言之太过。

地骨皮

【赵注】泻肝肾虚热，凉血而补正气。

【正义】杞根皮苦寒清肃，直入下焦肝肾，能疗骨蒸里热。而气味俱清，尚不至划灭①真阳，损害元气。今吴俗妇孺，闻名却步，视若冰天雪窖，诚是畏之太过。然终属清泄凉降之品，绝无滋养能力，赵谓补正，亦殊未允。

生地黄

【赵注】滋阴退阳，入足少阴。

【正义】地黄味厚多脂，质又腻重，专主下焦，滋补肝肾真液，是养阴以制阳者，干生地之性质也；如其火焰鸱张②，利于清泄，则鲜而细小者，轻清味薄，能去实热，古书之所谓生地，皆以鲜地而言。盖中古本与制熟之法，则干者只称地黄，不必以生字为之区别，故未有鲜地之名，今则生地、熟地，两相对峙，而鲜者遂别有名称矣。

茯苓

【赵注】行水泻热。

---

① 划灭：划（chǎn），同"铲"。灭：废除；消灭。
② 鸱（chī）张：像鸱鸟张翼一样。比喻嚣张，凶暴。《三国志·孙坚传》："卓不怖罪而鸱张大语，宜以召不时至，陈军法斩之。"

【正义】茯苓淡渗，泄水以清湿热。

玄参

【赵注】色黑入肾，壮水以制火。

【正义】玄参凉血，直入肝脾心肾，虽曰色黑而润，能助血液，然气味皆薄，终非补养之品。

寒水石

【赵注】除三焦火热。

【正义】寒水石阴寒凝重，镇坠下行，能泄亢阳有余之火。

火弱补之

【赵注】火居水内，即坎中一画之阳，先天之本是也。弱即肾虚，而真阳衰败，故宜补。

【正义】肾中真阳，实是此身元气根本。火固不可弱也，弱则必补，但宜蕴蓄含藏，秘密不露，庶可百年持久。经言：阳密乃固。又曰：阴平阳秘，精神乃治。可深长思矣。

益阳

【赵注】肾中元阳不足，无以藏精而生血，故补火而不失之燥，则阳能配阴，而火不耗水，即用燥药，亦必以滋肾之药佐之。益阳与温里，所以不同，所谓益火之原以消阴翳是也。

【正义】阳果不充，于法当补，益阳之药，无一不燥，故宜审慎，不可太过，稍溢其分，则阳强不能密，易犯《素问》之戒，非必以阴药互相牵制，模棱两可，而自谓得计也。赵乃谓必以滋肾佐之，则苟①在阴霾充塞之时，而缚贲育以御大敌②，亦何往③而不败。且益阳与温里，又何以而不同，必以一层判作两层，终是求深反浅。

附子

【赵注】引补气药以复散失之元阴④，引补血药以滋不足之真阴。

【正义】附子入肾，补益元阳，明白晓畅，何等直捷！双湖必曰引补气药，引补血药，均是迂曲。且谓引血药以滋真阴，则欲借阴柔以束缚阳刚，直是⑤唐代宦竖监军之故智⑥，虽有雄师猛将，无不舆尸而归⑦，如此谈医，那不魔高十丈⑧？

---

① 苟：文言连词。如果；假使。

② 缚贲（bēn 奔）育以御大敌：喻阴寒盛，却不用温肾益阳之品治之。缚，本义作捆绑，引申为约束；限制。 贲、育，战国时勇士孟贲和夏育的并称。比喻勇气极大的人。

③ 何往：指到任何地方。

④ 阴：《脏腑药式》作"阳"。当从。

⑤ 直是：真是；正是。

⑥ 宦竖监军之故智：宦官曾经用过的计谋。宦竖：对宦官的贱称，出汉·司马迁《报任少卿书》："夫以中才之人，事有关于宦竖，莫不伤气，而况于慷慨之士乎？"监军：古代官名。唐以前为临时差遣，唐后期于各镇及出征讨叛之军中，以宦官为监军，与统帅分庭抗礼。明以御史等官为之，掌稽核功罪赏罚。清代废。故智，指曾经用过的计谋。出《史记·韩世家》："秦王必祖张仪之故智。"

⑦ 舆尸而归：谓战车载尸体以还，以言战败而归。

⑧ 魔高十丈：比喻对医学的干扰破坏力极大。

肉桂

【赵注】入肝肾血分，补命门相火不足。

【正义】肉桂乃温补脾肾主药。唯肝为刚脏，但畏其动，不嫌其静，故只有养肝阴，不闻助肝阳。双湖乃谓肉桂入肝，是唯恐将军之不跋扈，宁有是理？

益智仁

【赵注】补命门火不足，涩精固气。

【正义】益智温涩，亦脾肾兼治之药。

破故纸

【赵注】暖丹田，壮元阳。

沉香

【赵注】入右肾命门，能暖精壮阳。

【正义】沉香沉重下降，故入下焦肝肾，温煦以通阳气，是引经药。

川乌

【赵注】功同附子而稍缓。寒宜附子，风宜乌头。

【正义】乌头即附子之正根，附子乃乌头之分子。乌头形大而气尤雄，附子形小而力稍薄，本是同根，何分尔我，又岂有乌头反缓之理？而更以风寒分治，亦觉闻所未闻。

硫黄

【**赵注**】补命门真火不足，性虽热而能通。

【**正义**】硫黄温养脾肾，而善通大便，虚寒秘结，是其专长。国产有杂质，不堪为内服药，舶来者明净，气亦不恶，确是佳品。

天雄

【**赵注**】补下焦命门阳虚。

【**正义**】天雄即乌头之尖，其体在上，能引动肾气，使之上承。

乌药

【**赵注**】治厥逆之气。

【**正义**】乌药乃上、中、下三焦疏通气滞良药，流动无间，温和不燥，然非肾家专剂。

阳起石

【**赵注**】补右肾命门。

【**正义**】阳起石温升刚燥，本不驯良，古方黑锡丹中或有用之，已失镇坠浮阳主旨，此外殊不数见，不必效颦。

茴香

【赵注】暖丹田，补命门不足。

【正义】茴香温通肝肾之气，唯小茴香可用，古名蒔萝，其形如谷而瘦，吾加俗名瘪谷茴香。若舶来品之八瓣者，温燥尤烈，不堪入药，世俗以煮猪肉、鸡、鸭等物，取其芳香触鼻，可以振动脾胃之气，既得咸味，已稍杀其猛烈之毒，然气味仍雄，不可多食。

胡桃

【赵注】属水入肾，佐破故纸，大补下焦。

【正义】核桃肉涩纳肝肾，强阴固精，可止妇女虚滑之带下，其功只在核仁之一层薄衣，尤以紫者为佳，色浓厚而能直入下焦也。俗子或以汤浸，或以麸炒，去此紫衣，则涩敛者反而滑泄，是为买椟还珠①。

巴戟

【赵注】入肾经血分，强阴益精。

【正义】巴戟肉温和而不失之燥烈，是肾家阳药中之驯良者。

---

① 买椟还珠：买下木匣，退还了珍珠。比喻没有眼力，舍本逐末，取舍不当。椟：木匣；珠：珍珠。《韩非子·外储说左上》："楚人有卖其珠于郑者，为木兰之柜，熏以桂椒，缀以珠玉，饰以玫瑰，辑以翡翠。郑人买其椟而还其珠。"

丹砂

【赵注】同地黄、枸杞之类养肾。

【正义】丹砂与汞，同出一源，本是至阴之精，而色化赤，故能沟通心肾，然重坠太过，金石中之猛将，入煎剂则无谓；入丸散，不过借其色泽，无他义也。若曰服食，则方士^①之邪说，万不可信。

当归

【赵注】和血养血，治一切血证，阴虚而阳无所附者。

【正义】当归辛温柔润，入血和血，而流动宣通，故为血家主药。然走则有余，守则不足，俗子谓为补血主药，颇有毫厘千里之辨。洁古列入阳药队中，具有至理。赵谓阴虚而阳无所附，则孤阳已将飞越，涵敛之犹虞不及，尚欲以辛温升动之药，助其发扬，是唯恐其散亡不速，而亟亟使之颖脱而出，岂非痴人说梦，妄不可听。

蛤蜊

【赵注】补肺润肾，益精助阳。

【正义】蛤蜊水属，故入肝肾而滋阴。其两壳相合之力甚强，故能涩精助阳。然瓦楞、牡蛎之类，其性相近，不独蛤蜊为然。

---

① 方士：古指专门从事星占、神仙、房中、巫医等术的人。自称能访仙炼丹以求长生不老的人。也称法术之士。

覆盆

【赵注】益肾脏而固精，起阳痿，缩小便。

【正义】覆盆最涩小便，老人尿窍不摄，不能自禁者宜之，余无所用。

精脱固之

【赵法】血生于阴，而精化于阳。阳不能固，则精不能藏，故固精属之右肾。

【正义】精关不固。终是相火不藏，疏泄无度。赵谓阳不能固，以阳强不能密而言，本是正理，然又谓属之右肾，何必胶柱鼓瑟一至于此。

涩精

【赵注】涩以止脱，涩之所以固之也。

【正义】果是虚滑不摄，涩敛自不可少。若肝家火亢，疏泄之令太过，则涩之适以助其焰，非徒无益，而又害之①矣。

牡蛎

【赵注】涩以收脱，治遗精。

---

① 非徒无益，而又害之：不仅一点好处都没有，而且还有害处。非徒：不仅，不但。出《孟子·公孙丑上》："助之长者，揠苗者也；非徒无益，而又害之。"

【正义】牡蛎咸寒，摄纳龙相之火，能潜藏浮焰，引之归于窟宅，非无情之涩敛可比，且本无涩味。双湖竟谓涩以收脱，何以肤浅乃尔！

芡实

【赵注】固肾涩精。

【正义】芡实生长水乡，坚实沉重，故能入肾，补阴益精；而微带涩味，亦能清火固涩。

金樱子

【赵注】固精气，入肾经。

【正义】金樱子专以固涩见长，唯滑脱为宜，而相火不藏者禁用。今有以白莲须治浊带遗泄经漏者，与金樱同功，而弊亦相若。

五味子

【赵注】收耗散之气，强阴涩精。

【正义】五味收摄肝肾，能藏龙雷之浮焰[1]。

远志

【赵注】能通肾气，上达于心，治梦泄。

---

[1] 龙雷之浮焰：指龙雷之火，阴火。

【正义】远志苦而微温，入血和血；亦通气分，能化痰饮。《本经》主咳逆，正是泄降定逆之品。唐宋以降，谓其能通心肾，是通心气以下交于肾。《别录》称其去心下膈气①，则温通下行，颇与《本经》之义符合。濒湖《纲目》独以为专入肾家，古人未有此义，本是濒湖误会。洁古列于此条，殊为未允。而双湖又谓通肾气以上达于心，则正与下气之义相反，又是展转传讹，一误再误矣。

萸肉

【赵注】固精秘气。

【正义】萸肉酸收，其味甚厚，摄纳肝肾耗散之阴，诚是佳品，效力远在五味之上。

蛤蚧

【赵注】与牡蛎同功。

【正义】蛤蚧强阳益阴，洵②能坚固肾气，但相火尚盛者勿用。

---

① 膈气：中医病证名。一名鬲气。即噎膈。《圣济总录》卷六十："人之胸膈，升降出入，无所滞碍，命曰平人。若寒温失节，忧患不时，饮食乖宜，思虑不已，则阴阳拒隔，胸脘痞塞，故名膈气。"

② 洵：诚然，确实。

卷下

三焦

三焦为相火之用，分布命门元气，主升降出入，游行天地之间，总领五脏六腑营卫经络内外上下左右之气，号中清之府。上主纳，中主化，下主出。

【正义】三焦者，合此身胸腹中之脏腑全部而言。以饮食入胃，消融精液，排泄渣秽，全赖阳和之气为之敷布，故以焦字命名。经言上焦如雾，则元气氤氲之蒸发也；中焦如沤，则食物运化之枢纽也；下焦如渎，则渣滓宣通之去路矣。其非专有一物，固自彰明皎著。《经脉篇》于手厥阴心包之脉，则曰属心包下膈，历络三焦，于三焦手少阳之脉，则曰布膻中，散络心包。下膈，遍属三焦。试细玩"历"字"遍"字之义，已可知其必兼上中下三部。部位不一，断非五脏五腑之各有分野定位者，可以相似。今本《灵枢》"遍属三焦"作"循属"，明是误字，不可索解。《脉经》作"遍"，近袁刻、萧刻两本《太素》亦皆作"遍"，可证今之《灵枢》讹误最多，必不足据。其系之以手少阳一经，而属于相火者，正以上中下三部，纳食消食，输精生血，分水通腑，无一非此阳气之运用，故谓三焦主一身之元气。洁古于此，谓相火之用，主升降出入，游行天地之间，总领五脏六腑，营卫经络，内外上下左右之气者，亦只可作消化饮食，输送精华观之。所谓上主纳，中主化，下主出，分析三部，最是明白晓畅，妇孺能知。则断不可与肝肾之相火，认作一气；更不可误认此是肾家之火，游行于上中下三部。否则真火不藏，有如隆冬发蛰①，其害何可胜言。尚得以为生理当然之作用，如何说得过去。然则"分布命门元气"一句，实未允当。《难经》谓三焦有名无形者，盖以胸腹全腔，统含于三焦两字之中，其形不能确指，是以谓之无形，具有至理，而后人竟谓吾人胸腹之中，自有一物，名曰三焦，直是指鹿为马，聚讼纷如，竟至牛鬼蛇神，怪诞不可思议，演成医学中绝大笑话，淆惑学者视听，则大谬矣。近人唐容川②直以大小肠外粘连之油膜，作为三焦，亦据理想而云然。须知膈下有油膜，而膈上则无，不可以统上中下三焦全部。虽近时所出医书，多用唐氏之说，认为确当，不佞③则期期以为不可。

本病

【正义】三焦该全腔之腑脏而言，原非专有一物，故上中下三者为病，无一非诸脏诸腑之病，必不能假设笼统名词，强执一证而指之曰：此是三焦为病。观《经脉篇》三焦手少阳脉条，虽亦有是动及是主气所生病者二语，而所叙各病，但以经脉所过之部位而言，无一字可属于三焦之本病。可见古人落墨，自有条理。洁古未悟此旨，乃欲依傍④各脏各腑之例，立此一条，反致所录病名，皆与诸腑诸脏骈拇枝指，是可删也。

---

① 发蛰：冬眠的动物到了春天开始活动。
② 唐容川：即唐宗海，字容川，四川省彭州人，进士出身，清代名医。著有《伤寒浅注补正》《金匮浅注补正》《中西汇通医经精义》《血证论》《本草问答》等。
③ 不佞（nìng）：谦词，称自己。
④ 依傍：依赖；依靠。

诸热瞀瘛①

【赵注】腑脏同病。

【正义】经谓诸热瞀瘛，皆属于火，是以气升火升而言。里热上攻，以致昏瞀，原与西医家血冲脑经之理，隐隐符合。古人立说，本极中肯，既不言是心火，亦不言是肝胆肾火，浑漠无垠②，具有至理。洁古只以"火"之一字，既欲认作少阴君火，一收之于心脏本病条中。又欲认作少阳相火，再收之于此条，既有专属，反落偏际③，而岂知此病真因，竟不若是，不可谓非洁古之一误，而双湖更以腑脏同病为注。则试问心包之脏，果是何形？而三焦之腑，位置何处？强虚作实，苟一反诘④，已是辞穷。且瞀瘛为病，尚与心火、相火不甚贴切，而如此断得决定，更是误之又误矣。虽心包归于脏类，三焦归于腑类，伊古相承⑤，久有脏腑名目，似已早成铁案。然寿颐之意，终谓十二经络中有此二经。必须以例外相看，方得真意。在古人寻出三焦、心包四字，原为经有十二，而五脏五腑，仅得其十，实属不能相配，不得已而于无何有之乡⑥，创此二名，强为支配，竟如额外冗员⑦，姑与⑧位置。试

---

① 瞀瘛（mào chì茂翅）：眩晕；痉挛。多由于火热上扰心神，亢阳伤血灼筋或引动肝风所致。

② 浑漠无垠：浑然一体，广阔无边。

③ 反落偏际：指侧重某一方面。

④ 苟一反诘：如果追问。

⑤ 伊古相承：自古以来相互传承。伊，助词，用在句首，表示发语，加强语气。

⑥ 无何有之乡：指空无所有的地方。多用以指空洞而虚幻的境界或梦境。出《庄子·逍遥游》："今子有大树，患其无用，何不树之于无何有之乡，广莫之野？"

⑦ 冗员：指无专职的散吏。也指多余的人员。冗员在历史上大致可分为冗官，冗军。冗官即官僚机构恶性膨胀，人员远远超出正常工作需要，行政效率低下。冗军主要表现为军队人员数量巨大，战斗力弱。

⑧ 姑与：暂且给予。汉·刘向《战国策》："将欲取之，必姑与之。"

为平心论之，终觉与五脏五腑，不能相称，亦何必更以他经病证，勉强拉拢，以为之隶属耶？

暴病、暴卒、暴瘖

【赵注】火性迅烈也。

【正义】暴病诚是多火，然此三者，原因种种不一，必不可概归之于少阳相火。

躁扰狂越、谵妄惊骇

【赵注】腑脏同病。

【正义】此皆气升火升，冲激脑神经之病。而双湖又谓是腑脏同病，终是强作解事。

诸血溢、血泄

【赵注】火盛则血热妄行。

【正义】血自上溢，诚多火证。若血泄于下，则不可一概论矣。

诸气逆冲上

【赵注】火性炎上。

【正义】《至真要大论》谓诸逆冲上，皆属于火。然所以冲逆之证，种种不同，亦不得概以少阳相火论。盖脏腑诸经，多有气逆为病，阴阳虚实，万有不齐。有兼心脾胃三经者，太阴所谓上走心为噫，以阴盛而上走于阳明，阳明络属心，故曰上走心为噫

233

也；有在肺者，肺苦气上逆也；有在脾者，足太阴厥气上逆，则为霍乱也；有在肝者，肝脉搏，令人喘逆也；有在肾者，少阴所谓呕咳上气喘，阴气在下，阳气在上，诸阳气浮，无所依从也；有在冲脉督脉者，冲脉为病，逆气里急也；督脉生病，从少腹上冲心而痛，不得前后，为冲疝也。乃洁古则概以为三焦之病，得毋太觉含浑？

诸疮疡

【赵注】 同脏病。

【正义】 《至真要大论》谓诸痛痒疮，皆属于心。盖言疮之痛痒者，皆是火焰太盛为病耳。然疮所以痛痒者，尚有种种不同，古人竟以专属于心火，已嫌武断，知有一而不知有二。洁古于此，且节去痛痒二字，加一疡字，则凡是疮疡皆属火证，尤其含浑，更非立言之体，岂以三焦包罗此身上中下三部，而遂作此笼统包括之语，则凡是此身一切内外万病，无不可隶入此门矣，谈病理学者，那得颟顸如此！

痘疹、瘤核

【赵注】 亦疮疡之类。

【正义】 洁古又以痘疹归于此门，则真以为上中下三部通有之病，而隶之三焦矣。赵谓亦是疮疡之类，则触类旁通，无独有偶。洁古之意，当亦谓然。然病理之真，必不如是。总之，三焦二字，原是笼统名称，必不当有专主之病，不仅下文六条，都为蛇足，即以上各病，皆是赘瘤①。寿颐意谓必须一律芟除②，方可斩绝葛藤③，同归坦道。

【赵曰】三焦本病。上已详叙，以下六条，皆他脏他腑之病，诸经已载，此复详叙三焦条下者，以三焦总领五脏六腑，营卫经络，无所不贯故也。

【正义】上条诸证，何一非他脏他腑之病。赵谓三焦总领脏腑云云，曲为之解，太嫌附会，三焦不过含浑脏腑在内，岂可以"总领"二字包括一概？

上_{赵注：上谓心肺胸膈④}热则喘满，诸呕吐酸，胸痞胁痛，食饮不消，头上汗出。

【正义】喘满头汗，可谓上焦为病。若呕吐胸胁痞满，食饮不消，则中焦病矣，而喘满及食饮不消，更多不属于热者，又安可一概而论？

中_{赵注：中谓脾胃两经}热则善饥而瘦，解㑊_{赵注：尺脉缓涩谓之解㑊。}中满，诸胀腹大，诸病有声，鼓之如鼓，上下关格不通，霍乱吐利。

【正义】"解㑊"二字，一见于《素问·平人气象论》曰：尺脉缓涩，谓之解㑊。王注：寒不寒，热不热，弱不弱，壮不壮⑤。似王氏意中，欲以《金匮》之所谓百合病者当之。然于"解㑊"二字之义，殊不切合，再见于《灵枢·论疾诊尺篇》曰：尺肉弱者解㑊，则尺肉何以而有强弱，更不可解。《太素·十五卷·诊候之

---

① 赘瘤：犹赘疣。比喻多余无用之物。

② 芟除：斩伐；消灭。《三国志·魏书》："赖先王芟除寇贼，扶育孤弱，遂令华夏复有纲纪。"

③ 斩绝葛藤：即禅宗俗语"打葛藤"。意为扫除纠缠繁琐的陈词滥调。葛藤，野葛的别名。喻指缠缚人心的妄想和烦恼。

④ 膈：《脏腑药式》此下有"上脘诸经"四字。当从。

⑤ 壮：《脏腑药式》此下有"㑊不可名，谓之解㑊"八字。当从。

二尺诊篇》则曰：尺肉弱者，解㑊安卧。杨上善注：解㑊，懈惰也。尺肉软弱者，身体懈惰而欲安卧，则读解为懈。以训诂言之，已出启玄之上。《太素十五卷·尺寸诊篇》：尺脉缓涩者，谓之解㑊安卧。杨注亦言懈惰。唯于"㑊"字尚未有确诂。近人莫牧士《研经言》，谓字当为亦，亦通于射。《汉书·古今人表》：曹严公亦姑。师古曰：即射姑也。《诗·大雅·抑》：矤可射思。郑笺，射，厌也。则解㑊云者，谓懈怠而厌事也。寿颐按：脾胃清阳之气不振，则怠倦思卧，肢体疲软，见事生厌。莫氏以懈怠厌事为解㑊训诂，于脾胃病之神情甚合。杨注《太素》，于尺肉弱者解㑊安卧，及尺脉缓涩者谓之解㑊安卧二节，皆以安卧断句，以"解㑊安卧"四字联属成文，则倦怠嗜卧之情形，尤为明白如绘。莫氏之说，可与杨注《太素》互相发明，最是确诂。其《灵枢》之尺肉弱者解㑊一句，今本《甲乙经》解㑊下有"也"字，与王启玄注《素问》之平人气象论句读同。唯《脉经》则作"尺内弱解㑊"，是以尺脉言，不以尺肤言。肉与内，二字形近易讹，而义则大异。寿颐谓怠倦嗜卧，是湿困脾阳之候，于脉自当软弱，当以《脉经》之作"尺内"者为长，则《太素》《甲乙》《灵枢》作"肉"者，皆是讹字。且可与《素问》之尺脉缓涩，彼此互证。唯此是脾胃困顿之病，不得认作胃火之中焦热证。又《素问·气厥论》：大肠移热于胃，善食而瘦，又谓之食亦。胃移热于胆，亦曰食亦又谓之"又"字，王注本作"人"。启玄注曰：善食而瘦人也，以瘦人断句，太不成文，兹依宋校本引《甲乙经》作"又"，连下读，于义为长。则胃热消谷之中消证，王注谓食亦者，食入移易而过，不生肌肤。则读亦作"易"，义固可通。寿颐谓即以"亦"字作"厌"字解，谓食虽多而仍懈惰厌事，尚属不悖于理。唯二者之证，则大有不同，解㑊是脾弱，脉之缓涩且弱，是其明征；食亦是胃强，必不可合而为一。洁古于此，乃以善饥而瘦，与解㑊联属成文，俱隶于中焦热病条中，二而一之，终是未允。中满及诸胀腹大，诸病有声，霍乱吐利各证，皆有热有寒，有虚有实，证情万态，各各不同，洁古概谓是中热之病，亦大不妥。

下（赵注：下谓肝、肾、大小肠、膀胱诸经）热则暴注下迫，水液浑浊，下部肿满，小便淋沥或不通，大便闭结下痢。

【正义】下部肿满，颇多虚寒为病，未可概谓是热，而小便淋沥不通，大便秘结，亦有不属于热者。唯下痢是滞下，则属热者最多。

上寒 赵注：三焦属火，寒①则吐饮食痰水，胸痹，前后引痛，食已还出。

【正义】食入即吐，是为胃火。唯朝食暮吐，乃是无火。

中寒 则饮食不化，寒胀，反胃吐水，湿泻不渴。

下寒 则二便不禁，脐腹冷疝痛。

【正义】疝有寒疝，亦有肝络不疏，郁为内热之证，概以为寒，未免含浑。以上六条，分析上中下三者，或寒或热，未尝不是，然上中下之病，万有不齐，孰虚孰实，孰轻孰重，岂此六条，所能赅备②。总之皆非本篇应有之义，而欲偶录数条，以为标准，终是挂一漏万，实则节外生枝，反觉与题不称，徒以作茧自缚而已。

标病

恶寒战栗，如丧神守

【赵注】同本脏病。

---

① 寒：《脏腑药式》此上有"火实则热，火虚则"七字。当从。

② 赅备：完备；完全。

【正义】《至真要大论》：诸噤鼓栗，如丧神守，皆属于火。盖以热深厥深者言之，然舍其常而言其变，已觉不甚显豁，且如丧神守之火证，更不易索解。乃洁古则改之而曰恶寒战栗，以为少阳相火之病，则果是真寒，抑是假寒，尤其不可思议，此颠顸之语，不可训也。

耳鸣、耳聋、嗌干、喉痹

【正义】手少阳之脉，出缺盆，上项，夹耳后，直上，出耳上角。故经脉为病，有耳病及喉嗌为病。《经脉篇》亦言是动则病耳聋，浑浑淳淳[1]，嗌肿喉痹。又曰：是主气所生病者，耳后肩臑肘臂外皆痛。固以经脉所过之部而言也。

诸病胕肿

【赵注】本经在手，但三焦为决渎之官，水道不行，下注而为胕肿[2]。

【正义】《至真要大论》谓：诸病胕肿，皆属于火。当指湿热之肿而言。然竟曰诸病皆火，立言已太含浑，须知胕肿之属于虚寒者甚多，此古书之必不可泥者。洁古列于此条，原是人云亦云，聊以充数，未尝深研其理。何赵氏偏以水道不行，强为证实，亦只见其武断而已。

---

① 浑浑淳淳：耳聋无所闻。

② 胕肿：浮肿。《素问·水热穴论》："上下溢于皮肤，故为胕肿。胕肿者，聚水而生病也。"《素问·六元正纪大论》："湿胜则濡泄，甚则水闭胕肿。"王冰注："胕肿，肉泥按之陷而不起也。"张隐庵集注："胕肿，胀也。"

疼酸惊骇

【**赵注**】惊必兼搐，症见手足故属标病。

【**正义**】《至真要大论》谓：疼酸惊骇，皆属于火。本太含浑，殊难尽泥。洁古录入此条，亦只以火之一字，连类及之，原是颠顶之至。然疼之与酸，犹可姑妄言之，谓为经络之病。若惊之与骇，则浅言之，已是神志之不守；精言之，实属脑经之反常，皆万万不能强以为络脉病者。而赵氏偏能以惊必兼搐，症见于手足，转展涂附，硬拉入经络之中，何其心灵手敏，唯吾所欲，一至于此？以为洁古解嘲，则善矣，然以言病理，则岂容若辈如此武断。双湖固不知自量，而竟令轩岐精义，扫地以尽，其罪可胜诛耶！

手小指次指不用

【**赵注**】小指之次指，四指也。

【**正义**】此本经所起之部。《经脉篇》亦有此句。

实火泻之

【**赵注**】三焦属火，邪气有余则实，故用泻。下分三法。

【**正义**】三焦之脉，属于少阳相火，果是火气太旺，自然宜泻。然上中下三者有余之火，仍是各脏腑自有之证，仍宜按诸脏腑之虚实为治，亦不能谓某药之可以专治三焦也。

汗

【**赵注**】实在表则发汗，亦兼诸经解表之法。

【正义】寒邪在表，确是实证之可汗者。然汗法非泻实火之法，故下文所录诸药，虽皆可以发汗，而按之本题"实火泻之"四字，直是去题万里，正不知洁古何以颠顶至此？

麻黄

【赵注】足太阳、手少阴、阳明汗药。

柴胡

【赵注】少阳汗药。

葛根

【赵注】手足阳明汗药。

荆芥

【赵注】足厥阴汗药。

【正义】荆芥走表，泄风热，疏肺窒，是开泄皮毛，宣通肺闭之药。双湖谓走足厥阴肝，太不可解。

升麻

【赵注】阳明、太阴汗药。

【正义】升麻空松，性质气味俱轻。能升提脾胃之气。唯东垣以治清阳下陷，最得其宜。若以升散外感，则升提气火，尽浮于上，为害甚大。

薄荷

【**赵注**】足厥阴经汗药。

【**正义**】薄荷辛凉，轻清上行，能疏在表风火，不可谓是发汗之药。

羌活

【**赵注**】足太阴、足少阴[①]、汗药。

【**正义**】羌活气味雄烈，确能上达顶巅，透泄肌表，是为发汗猛将，唯寒湿之证为宜。而洁古竟列于实火泻之条中。岂独背道而驰，真是抱薪救火，不亦怪哉。

石膏

【**赵法**】足阳阴、手太阴三焦汗药。

【**正义**】白虎为阳明主剂，本为大热大渴大汗而设，昔人称其辛凉能解表者，原是以泄表热，而望其止汗。乃洁古竟列于发汗队中，且有双湖之注，直能坐实其为汗药，匪夷所思，适得其反，正不知作者是何心肝？

吐

【**赵注**】实在上焦，则用吐法。

【**正义**】果是痰室肺胃，及食伤伊始，吐法诚是捷诀。唯用之

---

① 足少阴：《脏腑药式》此下有"厥阴"二字。当从。

不当，则扰乱胃气，引动浮阳，为祸益烈。张子和书，但言其利，而未言其弊，读其书者，断不可笃信太过，自受其愚。

瓜蒂

【赵注】吐风热痰涎，上膈宿食。

食盐

【赵注】辛温能涌吐。

【正义】盐之咸寒，妇孺咸知，何以有辛温之注，岂传写者失其真耶？否则双湖虽好奇，亦不当以黑为白，倒置一至于此。古人所谓嗜好与俗殊酸咸[1]，似不可与赵氏此说同日而语。

韭汁

【赵注】酸咸，吐痰饮宿食。

【正义】凡用吐法，必取恶劣之味，勉强下咽，使之与胃不和，激其反动之性，而即以鹅翎等物，入喉探之，使其痰涎宿食，一涌无余，亦是除恶务尽之义。然最伤胃家冲和之气，故必确有痰食，蕴结肺胃者，始为对病捷诀。苟非实滞，万不可行。张子和书，言之过甚，必不可信。而丹溪倒仓一法[2]，更是言过其实，

---

[1] 嗜好与俗殊酸咸：个人的爱好跟一般的人完全不同。俗：一般的人；众人。殊：差异；不同。酸咸：比喻人不同的爱好、兴趣。

[2] 丹溪倒仓一法：运用牛肉汤剂倾去胃肠积旧，涤濯胃肠的特色疗法，丹溪称其是治疗瘫痪、劳瘵、癫疾及无名奇病的便捷方法，并且是一种却疾养寿之法。

必非可行之道。然古今著述家，尚有称道之者，皆好奇之谈，耳食之学。近世治病，几不闻有一吐字，虽是医家识薄①，无此手段。然浪用②之，则为害实甚，固不如藏拙③之为佳。且瓜蒂、酸齑、酸浆等，尤难强人下咽，果有实痰食滞，不如皂、半、明矾、稀涎千缗④，较为妥适。

下

【赵注】实在中焦下焦，则用下法。

【正义】下法诚为实证而设，然实在中焦，亦只以宣化疏通为主，不能递投攻逐猛剂。仲景承气，必待矢定硬，然后可攻，岂治中焦之药。虽曰阳明是胃，然何必不合手阳明大肠在内，伤寒传足不传手，原是谰言⑤。本论胃中必有燥屎五六枚条之"胃"字，必是误字。须知食物在胃之时，消化未尽，安得即为燥屎？必下至直肠，乃谓之屎，岂仲景不知此理，而竟能认作屎在胃中？盖浅者只知阳明是胃，遂误认燥屎即属于胃，因为之添此一句，而胃为纳谷受盛之官，即为盛屎之器矣，岂不令人笑死。乃双湖于此，亦谓实在中焦，即可用下，何其所见之陋，竟至于此！

---

① 识薄：才识薄浅。

② 浪用：随意而不知节制。

③ 藏拙：掩藏拙劣，不以示人，认为自己的意见、作品、技能等不成熟或有欠缺，不敢拿出来让别人知道。

④ 千缗：指药物的功效分量重而盛大显著。千，量词，指千钱。古钱中间有孔，用绳索贯穿成串，一千钱为一贯，亦称一吊。

⑤ 谰（lán 蓝）言：诬妄之言；无稽之谈。南朝·梁·刘勰《文心雕龙》："谰言兼存，璅语必录。"

大黄

【赵注】大泻血分实热，下有形积滞。

芒硝

【赵注】荡涤三焦肠胃实热。

【正义】芒硝涤热，本以决荡肠中积垢，不能认作通治三焦。

虚火补之

【赵注】虚火谓火不足之证，即寒也，故温之所以为补。

【正义】三焦以火用事，火苟不足，即是正虚，既曰虚火，补之固宜。洁古于此，以上中下分作三条，始觉条理井井。唯赵谓虚火即寒，实是大谬。

上焦

人参

【赵注】甘温补肺。

【正义】人参补阴，本非肺家专药，赵氏所谓甘温补肺，乃明时医说之不妥者，盖专指高丽参言之，确乎稍有温性。所谓肺热还伤肺者，则唯虚寒之体宜之。而肺有火者，不甚相合，若辽参则《本经》明谓微寒，肺热最宜。

天雄

【赵注】补下焦以益上焦。

【正义】天雄是乌头之尖，其体在上，故补上焦之虚寒。双湖只知能温下焦，殊非洁古之意。然列此等温药于治虚火条中，大是不妥。

桂心

【赵注】苦入心。

【正义】桂心终是温养中上①二焦之药，洁古列于上焦，颇觉未允，而更欲以治虚火，尤非所宜。双湖以苦入心为解，附会之至。

中焦

人参

【赵注】益土生金。

【正义】人参味甘，得土之正，谓补脾胃，确是正宗。

黄芪

【赵注】补中益气。

---

① 上：《脏腑药式》作"下"。当从。

【正义】黄芪味甘色黄，禀中土冲和之性，而含有温养气味，故为中焦脾胃主药。

丁香

【赵注】温胃。

【正义】丁香辛温，振动脾胃之气，能燥湿辟秽。

木香

【赵注】和脾气。

【正义】木香温和中土，斡旋气滞，入于滋补队中，可无窒滞碍化之弊，推之砂仁、蔻仁、陈皮、乌药，功用大约相近，而芳香稍有等级，即有和平、燥烈之分，是在临证时之审择合宜，亦不可概作一例观。

草果

【赵注】健脾暖胃。

【正义】草果刚燥，能理脾家湿滞。

下焦

黑附子

【赵注】补命门相火。

肉桂

【**赵注**】入肝肾血分，补命门相火。

硫黄

【**赵注**】补命门真火不足。

【**正义**】附桂硫黄，大温大燥，以言补火，人所易知。若曰此所以治虚火，则误会极矣。此洁古之失检，而赵双湖能作应声虫，胡可为训。

人参

【**赵注**】得下焦引药补三焦。

【**正义**】人参补五脏真阴，亦是肝胃[①]主药，何必引之下行。赵氏之注，真不可解。

沉香

【**赵注**】入命门暖精壮阳。

乌药

【**赵注**】治膀胱冷气。

---

① 胃：《脏腑药式》作"肾"。当从。

【正乂】乌药行气而不失之燥，亦是上中下通用之品，洁古列于下焦，已失之偏，而双湖又以为专治膀胱，反觉不可索解。

破故纸

【赵注】入命门、补相火。

本热寒之

【赵注】不言本寒者，虚火即寒，省文也。实火亦热，但前言泻法，此不用泻而用寒，则本热不必皆实火，泻热亦不止汗吐下三法也，参看具有精义。

【正义】本热即是实火，寒之即是泻火。洁古分为两条，本是复叠，观下文所录各药，何一非泻火之用。而双湖必欲强为区别，抑何许子之不惮①烦耶？

上焦

黄芩

【赵注】酒炒上行泻肺火。

【正义】黄芩本是肺火主药，唯苦寒者必下降，不仅专主上焦耳。昔人酒炒上行之说，虽尚有理，然殊不必泥。欲治火盛之病，必不可炒，炒之则力减矣。有谓择其质之坚实者，以治下焦，取

---

① 不惮：不怕。

其沉重下降_{今称条子黄芩}；择其较空者，以治上焦，取其轻扬上举_{今称枯黄芩}。其理颇确，不必以生用炒用为别。

连翘

【赵注】泻心火与心包火。

【正义】连翘轻清，故主上焦，其形如心，且中空有房，故清心火。

栀子

【赵注】泻心肺热。

【正义】栀子其形如心，故清心热。实则凉降，故能导热下行。

知母

【赵注】上清肺金而泻火。

【正义】知母气味甚清，又色白入肺，故肃降肺火，清导大肠。

元参

【赵注】散浮游之火。

【正义】玄参色黑，入血凉血，故能清肝肾之火。寒降凉润，可泻有余，何能治无根浮游之火，且火既浮游，又何可散？赵氏只此五字，既非药性之真，而又大乖病理，所谓一举而两失之者，亦何苦腆颜①著作，开口便错，动辄得咎②。

石膏

【赵注】色白入肺。

【正义】石膏质虽极重，而气味皆清，故治上焦肺胃之热，不必以色白强为附会。

生地黄

【赵注】泻心火。

【正义】地黄寒凉，是上中下三焦通用之药。此曰生地，当是鲜地，则气味皆清，故主上焦，然性大寒，亦不仅治上也。

中焦

黄连

【赵注】为中部之使。

【正义】黄连苦寒，亦是上中下三焦通用之药，且是大将之材，专阃之任，古今成方，皆以独当一面，而赵氏却以为佐使之品，又欲专属于中部，何以藐视此药乃尔③。

---

① 腆颜：厚颜。

② 动辄得咎：动不动就受到指摘或责难。辄，即。咎，过失，罪责。唐·韩愈《进学解》："跋前踬后，动辄得咎。"

③ 乃尔：如此。

连翘

【**赵注**】兼除手足少阴手阳明湿热。

【**正义**】连翘亦清脾胃之热，但不治肾火。赵谓足少阴，非也。

生芐

【**赵注**】随他药能治诸经血热。

【**正义**】芐即地黄。《说文》芐，地黄也。《尔雅·释草》亦云[①]。确是古有此名。然医以通用为宜，不比博古家以多识为可贵。故百药皆有别名，皆不习用。洁古本书，亦皆从俗从宜，何以独于此用一僻字，殊觉不称。地黄凉血，孰不知其合上中下三焦而一以贯之。且凡用地黄，皆是主药，而赵氏于此，又以为随他药治血热，亦浅之乎测地黄矣。

石膏

【**赵注**】足阳明大寒之药，

【**正义**】石膏清胃火，然不可谓是大寒。

下焦

黄柏

【**赵注**】泻膀胱相火。

---

① 云：《脏腑药式》此下有"《别录》亦曰地黄，一名芐"九字。当从。

【正义】柏皮泻火，又是肝肾大小肠膀胱通治之药，赵谓泻膀胱火，已落偏际，且膀胱之火，亦非相火。

知母

【赵注】泻肾火。

【正义】知母亦非独泻肾家之火。

生苄

【赵注】入手太阳阳明，治溺血便血。

【正义】生地岂独治溺血便血者，亦岂只入大小肠耶？赵氏何以说得呆板乃尔。

石膏

【赵注】兼入三焦。

【正义】石膏质重，虽未必不清下焦之火，然究非此物之本色。洁古录此，似尚未允。

丹皮

【赵注】泻肝肾火。

【正义】丹皮清血分之热，又合上中下三焦而一以贯之者。赵说亦落偏际。

地骨皮

【赵注】泻肝①虚热。

【正义】地骨皮诚泻肝肾之火。然苦寒泻火，直入肾肝，岂虚热者所可妄试。赵氏必欲反其道而行之，殆与病人有歹世冤孽耶？

标热散之

【赵注】三焦经脉在上，且少阳居表里之间，无所谓寒也，故不言标寒。

【正义】三焦之经，既是少阳相火，自不必言标寒。然三焦者，包含上中下三者在内。纵有热病，亦宜清而不宜散。洁古此条，终是蛇足，故下立解表一条，颇觉不伦不类。

解表

【赵注】解表亦是汗法，但前通言诸经汗法，此则专指本经言，故前条首言麻黄，而此条首言柴胡，不用麻黄也。

【正义】热在少阳，已无表散之法，且三焦二字，本非一端之病，又安有解表之理？洁古设此一条，已是无谓，首举柴胡，是足少阳表寒之药，不当因三焦为手少阳之经，而漫然混用。乃赵氏竟以柴胡一物，指定本经，则更有细辛、羌活、荆芥、石膏诸药，又将何说以处之？

① 肝：《脏腑药式》此下有"肾"字。

柴胡

【赵注】少阳表药。

【正义】柴胡走少阳，是少阳表寒之药，能疏通肝胆郁窒，与三焦之少阳无涉，不能相提并论。洁古采此，本是一误，而双湖为之应声，终是理路不清。

细辛

【赵注】少阴本药，辛益肝胆，可通少阳。

【正义】细辛发表，只有少阴经寒邪一证。洁古录此于手少阳条中，实是枘凿不入[①]。而赵双湖竟能以辛益肝胆作解，则肝胆为病，岂有表证可用发散之药者？如曰肝胆之火已盛，而更以大辛烈者发而散之，试问以火济火，蓬蓬勃勃，顷刻燎原，其景象又当何若？而犹可曰此是治病当然之理，试问如何写得出手？

荆芥

【赵注】肝经表药，可通少阳。

【正义】荆芥泄散风热，岂可以治肝病。乃既硬派之为肝药，复以通少阳展转引入，究竟此之少阳，岂即与肝相为表里之少阳

---

① 枘（ruì）凿不入：即枘凿方圆或方枘圆凿（方形榫子圆形卯眼）。比喻不协调，扞格不入或互相矛盾。枘：本义为榫头。凿，本义为穿孔；引申泛指挖掘，打通；也指凿出的卯眼。枘圆凿方或枘方凿圆，一方一圆，难相容合。

耶？双湖武断，真不可及。

羌活

【赵注】肝经表药，可通少阳。

【正义】又是肝经，又通少阳，不惮反复详言，其如粗知医理者之皆不谓然耶。

葛根

【赵注】阳明表药，能升阳散火。

【正义】柴、葛、升麻，升阳散火，是为热郁于里，抑遏不能透达者而设，果有是证，其效最捷。若用之不当，则火焰飙举，祸亦不待旋踵。此非谓火热在表，而煽之扬之，挑之拨之，唯恐其不烈也。若双湖意中，岂不曰热在阳明，即可以此升阳散火，请读者静心思之，既散既升之后，病状变迁，当有如何态度，此能读徐洄溪[①]、陈修园、王孟英书者皆知之，而沉沦于陶节庵[②]书者，必至死不悟。

石膏

【赵注】三焦表药。

---

① 徐洄溪：即徐大椿，字灵胎，晚号洄溪老人，江苏吴江人，清代著名医家。著有《医学源流论》《医贯砭》《兰台轨范》《慎疾刍言》《难经经释》《神农本草经百种录》《伤寒论类方》《洄溪医案》。

② 陶节庵：即陶华，字尚文，号节庵、节庵道人，余杭（今属浙江杭州）人，明代名医。著有《伤寒琐言》《陶氏家秘》《杀车槌法》《一提金启蒙》《痈疽神验秘方》。

【正义】石膏通治三焦，又是表药，皆模糊浮泛之谈，似是实非，医界中之最可鄙者。虽古人亦常有此种论调，然笼统不切，极不可训，后学必须永以为戒！

胆

胆属木，为少阳相火，发生万物，为决断之官，十一脏皆取决于此。

【正义】国医之言生理学者，恒以胆与肝并称，合德①于木，于时为春，所以谓之少阳者，禀春升之气，由阴而出于阳，阳尚未盛，故曰少阳，正与《素问》肝为阴中之少阳，通于春气一节同符合撰②。洁古于此，谓为发生万物者，固以初春时令，相为比拟，遂谓少阳和煦，足以生长，尚是充类言之，本不能证实其所以生长之原理，然今西医之学，能知胆汁专助胃之消化，则由是而生津化血，滋长百骸，可知胆之功能，实是化育发生之源始，乃悟古人之比于初春发育者，自有实在功用，本非空谈气化，拟不于伦。惜乎谈医之士，久昧此旨，乍聆西人胆汁助胃之说，方且摇首咋舌③，而莫名其妙。殊不知其正与吾国旧闻，同源共贯。以此知古人立说，探源造化，真不可及。转赖有④彼中人物，别有发明，而后得以借资⑤印证，是亦吾侪研究古书之一大快事，又孰谓中西医学之不可沟通耶？

---

① 合德：犹同德。汉·王充《论衡·谴告》："天人同道，大人与天合德。"
② 同符合撰：疑作"同符合契"。比喻完全相合，完全相同。多用于形容见解一致或现象相同。符，契，都是古代朝廷封爵、置官、命使和调遣兵将的凭证。分成两半，右留朝廷，左付外官，若有所命，执符往合。合者为真，不合为假。
③ 摇首咋舌：形容惊讶、害怕得说不出话来。
④ 赖有：倚靠，仗恃，幸亏有。
⑤ 借资：借助，凭借。

本病

口苦呕苦汁

周澄之①刻本有按语曰：经谓邪在胆，逆在胃，口苦呕苦汁，以其脉夹胃也。

【正义】《经脉篇》曰：是动则病口苦，是肝胆之热上壅，而口为之苦，虽非胆汁上溢，而病本于胆，则无疑义。若呕出苦汁，则实即胆汁。证以西说胆汁本能入胃，则随气上逆，涌泄而出，固所恒有，译书亦言胆汁过多，上呕苦涩。则凡呕吐酸苦，水色黄绿者，皆是肝胆之本病西学家谓胆汁乃下部菀血入肝所化，是肝之与胆，其体联属，所以为病往往相因，虽曰一脏一腑，而肝病胆病，恒不能区别清晰。西学所谓胆与肝体用皆同，不能自为一体。周澄之仅谓其脉夹胃，尚非真象。

善太息

【正义】《经脉篇》有此证，肝胆之气横逆，楂撑胸胁，而气不得舒，故必太息以求其展布也。

心中憺憺，如人将捕之

【赵注】胆气虚故。

---

① 周澄之：即周学海，字澄之，安徽建德人，清代名医。著有《读医随笔》《脉学四种》《伤寒补例》《形色外诊简摩》《重订诊家直诀》等。

【正义】善恐，心惕惕^①，如人将捕之，《经脉篇》属于肾气不足。盖谓正气虚馁，而心动畏惧，实由元阳不振为之，无与于胆。今西学家言，只谓胆汁流入小肠，藉以消化食物，而利传渣滓。又谓勇果^②关乎胆大，乃相传之误。则洁古此条，实是理想，不足为据。《经脉篇》胆足少阳条中，无此一证，是也。双湖注文亦是虚构，此乃宋金以后医家相承之误传，而中古所未闻者，当取西学所长，以纠其谬。

目昏

【赵注】肝主目。

【正义】《经脉篇》虽无是证，然肝肾阴虚^③而目眩昏花，固事之所必至者。

不眠

【赵注】魂藏于肝，与胆为表里。周澄之本有校语曰：经谓胆热多睡，胆冷无眠，盖热则气浊神昏也。

【正义】《经脉篇》亦无是证，证以病情实在，则胆虚不眠一说，尚是理想，且肝藏魂虽是经文，实亦空谈玄理，究竟失眠一证，总是血液不充，何与于胆？《千金》诚有温胆汤方，专为是证而设，然用药之理，不过化痰开泄，无所谓温，亦且无关于胆，盖为痰浊上蒙，而睡眠不安者立法。则所谓胆冷无眠^④一层，终属

---

① 惕惕：惊恐不安心绪不宁的情状。《素问·诊要经终论》："夏刺秋分……惕惕如人将捕之。"

② 勇果：勇敢果断。

③ 肝肾阴虚：《脏腑药式》作"肝胆火炎"。可参。

④ 胆冷无眠：指胆虚则生寒，寒则其病恐畏不能独卧。

凭空结撰^①，无当于病理之真。《经脉篇》足少阳病条中无此证，知中古之人，不作妄语也。

【补】心胁痛不能反侧。

【补曰】《经脉篇》有此证。《灵枢》"反侧"作"转侧"。《太素》《脉经》《千金》皆作"反侧"，今从诸本。此是血液不足，肝胆之气，横逆肆虐，上冲则心胃疼痛；中扰则胸腹䐜胀，胁肋及两腋两胁楛撑^②结满；下溢则少腹结痛，诸疝攻冲，所赅者广，无非肝胆本脏之病，不仅在络脉之不舒。《经脉篇》以"心胁痛不能反侧"七字，与"口苦善太息"联属成文，且其后别有胸胁肋、髀膝外，至胫绝骨外踝前，及诸节皆痛一条。则一是本脏为病，一是经脉为病，以类相属，分别部居，不使杂厕，尤其明着，岂不惮繁芜^③，而复叠重出者可比。洁古仅以"胸胁痛"三字，列于标病条中，而本病无此一证，则从其小体，遗其大端，太嫌漏略，甚失古书精义，是当补也。

【补】面尘、体无膏泽

【补曰】《经脉篇》有此证。今本《灵枢》作"面微有尘"，而《甲乙经》《脉经》《千金》皆作"面微尘"，《太素》作"面尘"。杨上善注：足少阳起面，热则头颅前热，故面尘色也。寿颐按：此肝胆火炎，津液不充，而色泽黯暗，望之如尘，本非真有尘蒙其面，与体无膏泽同义。连类成文，极易明了。则诸本皆作有尘微尘，不如《太素》本之简而精。但此亦本脏之病，非经络病。杨上善以足少阳脉起于面作解，尚是误会。盖此脉起于目兑眦，上抵头角，下耳后，循颈；其支者，从耳后，入耳中，出走耳前，

---

① 结撰：心思专注，构思文字。

② 楛（zhī）撑：即支撑。宋·梅尧臣《送阖令之潭州宁乡》诗："太刚易断折，太柔难楛撑。"

③ 繁芜：繁多芜杂。

至目兑眦后；其支者，别目兑眦，下大迎，王启玄《素问·五脏生成篇》徇蒙招尤节注文，大迎作“颧”。寿颐按：下曰合手少阳于頔，则此尚在面侧，不当直下至大迎，王注作颧是，各本皆误，合手少阳于頔。今《灵枢》作“合于手少阳，抵于頔”，《脉经》《太素》皆无“上于”字及“抵”字，是也。下夹颊车，下颈。兑眦，今本《灵枢》皆作“锐眦”。此古今字。皆行于面之侧，与阳明之行于面前者，不可合看，则面尘不能认为经脉之病。今西学家言，谓胆汁溢入血络，发为黄疸。则面色晦滞，亦未必非胆汁不洁，溢于络脉之病。

【补】汗出

【补曰】《经脉篇》有此证。寿颐按：肝胆之气，本主疏泄。汗多亦是肝胆之疏泄太过。自汗盗汗，虽各有虚实寒热之不同，而其为肝胆之病则一。经有此病，其义极精，而晚近医家多未有识是肝胆病者，能读经者，真不易得，此洁古之疏，不可不补。

标病

寒热往来、痁[①]疟

【正义】《经脉篇》有振寒及疟之一证。洁古以往来之寒热，与痁疟连类及之，固同是少阳在经之病，但少阳之往来寒热，与疟疾之所以不同者，一则畏寒发热，虽有定时，而寒热罢后，肌肤热度，必不全清；疟则寒热解时，完全不热，宛然无病，必再至其时而复寒热，其状显然可辨。此仲景于少阳病篇，所以必曰如疟也。

---

① 痁（shān）：疟病。《左传·昭公二十年》：“齐侯疥，遂痁。”《说文解字·疒部》：“痁，有热无寒之疟也。”

胸胁痛

【正义】《经脉篇》有胸胁肋，髀膝外，至胫绝骨，外踝前，及诸节皆痛一条，是以经脉所过之部而言，与其前之心胁痛不能反侧一条，两出胁痛字样，各有精义，不可浑仑读过此节胫绝骨之"胫"字，今袁刻《太素》作"经"，当是误字。

头额痛

【正义】《经脉篇》有此证，今本《灵枢》则作"头痛额痛"。《脉经》则作"头角痛额痛"，今袁刻《太素》则作"头角颙痛"，几于各本皆殊，无可征信。考《说文》颙，训饭不饱面黄；额，训面黄。本非额下之颔字。《离骚》"长颙额亦何伤"，注：颙额不饱貌，是其正义。《说文》别有"颐"字，训颐也；又"颐"字，训颐也；又"颔"字，训颐也。则颔、颙、颐三字，音异形异而义则同。颐之古文作"𦣝"，象形，安丘王氏《说文释例》谓臣字篆文当横看作"凹"，则自口以下，其形悉具。盖并口唇及下牙床骨，尽在此一形之中。《易》"颐"，郑注：口车辅之名也。《释名·释形体》：颐，或曰辅车，或曰牙车，或曰颊车。凡系于车，皆取在下载上物也。朱骏声《说文通训定声》曰：颙字与"颔"略同，字亦作"𫄸"作"𦜝"，从口内言之，曰颙曰颔，从口外言之，曰颐。寿颐按：此即今俗之所谓下颏，是下牙床骨之能自开合者。颙、额、颔三字，在许叔重[1]之训诂，虽有不同，然其字从颙，从含，从合，则必以含容、包、颙、开合为义，实是无甚大别，故

---

[1] 许叔重：即许慎，字叔重，汝南召陵（今河南省漯河市召陵区人），东汉时期著名的经学家、文字家。著有世界上第一部字典《说文解字》，使汉字的形、音、义趋于规范。

古人久已通用颔字。《公羊宣十五传》：绝其颔。《汉书·班超传》：虎颈燕颔。《庄子·说剑篇》：骊龙颔下。《方言·十》：颔、颐、颌也，南楚谓之颔。皆其同用之确据。足少阳脉加颊车此以两颊车穴而言，与古书之颔车、颊车，合耳下，全部曲骨而言者不同，下颈，未尝不行于曲骨之两端。此曲骨，即下牙床骨。其两端，即两颊车穴凡颊车不利，两颐肿痛，虽似不可不谓为足少阳经为病，然以经历治验而言，则颊车肿痛牵强，实是足阳明胃病，以两颊车之穴，隶属阳明之脉故也。而少阳则循行侧部。颔骨非其专属。盖本经循行之经文，"下大迎"三字，已有讹误，必当从王启玄《五脏生成篇》之注文作"下颧"为长。又袁刻《太素》，其经文，虽亦作"下大迎，合手少阳于颐"。而杨上善之注则曰"有本云：别目兑眦，迎手少阳于颐，无'大合'二字，以义置之，二脉双下，不得称迎也"云云。则古自有不作大迎之本，虽不为杨上善所取，亦可证"大迎"二字，未必不误。则王启玄别引作"下颧"者，亦必自有所本，尤其可信。盖此条之作"颔痛"及"颅痛"者，即从大迎之误本而来，转展沿讹，犹可想见，《脉经》独作"头角痛、额痛"，无颔字，亦其一证。洁古于此，只作"头额痛"，亦不从《灵枢》之颔字，似亦见到颔非少阳专属之一层。寿颐按：额颅是前发际下正中之部，两鬓角当称头角，亦可称额角，不得仅以一"额"字概之，则少阳为病，径称头痛额痛，亦有未妥。《灵枢》之头痛颔痛，《太素》之头角颅痛，皆与下文"目兑眦痛"四字直接，则文义自上及下，"颔"字"楮"字，当即"额"字之误，此寿颐所以疑为后人因上文大迎而误改者。此颔之与颅，固不可从，而《脉经》又称"额痛"，洁古竟作"头额痛"，亦觉不合于少阳之经，独《太素》既作"头角"，《脉经》又作"头角痛"，按之本经循行所过，甚是合符，意者古本当只作"头角痛"，或只作"额角痛"，而各本皆有所窜改欤①。虽以意逆之，未有确据，然病理所系，甚非细故，必不可忽。至《千金方》又作"头痛、角额、目兑眦痛"，则尤其有误，更不足征矣。

耳痛鸣聋

【正义】此证虽非《经脉篇》所有，然足少阳之脉，从耳后，入耳中，出走耳前，至目兑眦。凡两耳前后内外，皆少阳脉循行之部，故耳病虽有虚实之分，而无不属于肝胆之火。以部位言之，固可谓是少阳经脉为病，然论病之源始，又多阴虚于下，气火上浮，冲激清窍，则亦未始非肝胆之本病也。

瘰疬、结核、马刀

【正义】《经脉篇》亦有马刀夹瘿②一证。杨注《太素》，脉从颊车下颈，故病马刀夹瘿。《太素》瘿作"婴"马刀谓痈而无脓者是。寿颐按：以脉络部位而言，则此证自可谓之标病，然推其病源，无非阴营不足，虚火上炎，凝痰烁液，壅于经隧，亦岂仅病在少阳之脉耶？

足小指、次指不用

【正义】《经脉篇》亦有此证。此足小指之次指，专主第四指，并非小指而言，以此脉出于第四指之端也《经脉篇》循足跗上，出小指次指之端。《甲乙》《脉经》《千金》皆同。独今本《灵枢》作"入小指次指之间"，误。

---

① 欤：长长舒了一口气。发展为语气词，用以表示疑问、反诘、推测、停顿、感叹等徐缓而安舒的语气。

② 马刀夹瘿：中医病证名，即瘰疬。生于腋下形如长形贝壳的叫"马刀"；生于颈部的叫"夹瘿"。多为颈、腋部的淋巴结核。出《灵枢·经脉》。

今袁刻《太素》同《灵枢》，亦误。其下文更有其支者，别跗上，入大指之间一节，如上句果是间字，则复叠矣。

【补】缺盆中肿痛、腋下肿

【补曰】《经脉篇》有此证，以少阳脉从缺盆下腋故也。

实火泻之

【赵注】木旺生火，火有余则为实，故用泻。

【正义】肝胆以相火用事，多火证，少寒证。但火有虚实之分，果属实火，是可泻也。

泻胆

【赵注】相火有余，则胆实，泻火所以泻胆也。

【正义】肝胆病多火少寒，泻肝泻胆，无所区别。赵谓泻火所以泻胆，一似凡是泻火，皆以泻胆，大有语病。

龙胆草

【赵注】益肝胆而泻火。

【正义】龙胆大苦大寒，专泻肝胆火之正将。赵乃添一“益”字，是诚何心？

牛胆

【赵注】泻胆热，脑中热。

【正义】牛胆猪胆，大苦大寒，皆泻实火。谓泻胆热，同气相求之理，若曰泻脑热，则自有清降之法在，不能以此一物当之。

猪胆

【**赵注**】泻肝胆之火。

生蕤仁

【**赵注**】消火散热，治目赤肿痛。

【**正义**】蕤仁清泄下行，抑降上升之火。

生酸枣仁

【**赵注**】生用酸平，疗胆热。

【**正义**】枣仁微酸，能摄纳虚浮之火。此培养心神，收藏耗散之要药，不可与苦寒诸物，同日而语。

黄连

【**赵注**】泻火。益肝胆，猪胆汁炒。

【**正义**】黄连泻火，妇孺咸知，乃赵氏又谓之益肝胆，且欲加以大苦大寒之胆汁拌炒，而可谓之有益于肝胆，等冰霜于雨露，是暴秦肃杀之政矣。

苦茶

【**赵注**】泻热消痰。

【正义】苦茶气清而味厚，清火泄降，导热下行，可消肥腻食滞。

虚火补之

【赵注】肝肾亏弱，相火易虚，故用补。

【正义】阴虚者火易不藏，是为虚火可补，乃补虚，非补火也。赵谓肝肾亏弱，则相火必因虚而暴露。安有用温药以补此相火之理？洁古立此一条，而下文乃曰温胆，自有误会。乃双湖竟以相火易虚作注，则直接是补相火矣，可谓荒谬已极！

温胆

【赵注】胆虚则寒，故宜温补，补气补血，所以温之也。

【正义】胆气虚寒，纯是理想。古称胆寒，犹之寒心家寒云云，岂真寒凉之寒？即古之医书，徒有温胆之名，而实无温胆之药。纵是肝肾阴衰，虚火浮动，则滋养真阴，涵敛相火，乃肝肾两脏治法，不可归于胆火门中。所以洁古此条，药用人参、归、地，未免不伦不类。寿颐谓肝胆阴虚火动之题面治法，在收摄不在滋补。不如去此温胆名目，而立摄纳一条，则涵敛浮阳，庶与虚火两字，铢两相称①，如枣仁、白芍、萸肉、乌梅、龙骨、牡蛎之属，皆肝胆虚火，必需之品，名正言顺，可为用药程序矣。

人参

【赵注】甘温补气，正气旺则心肝静。

---

① 铢两相称：形容两者轻重相当或优劣相等。

【正义】人参补阴补虚，本属阴药，谓治虚火，谁曰不然。若谓治肝胆之火，终是笼统不切。赵氏以正气旺则心肝静作注，纵能勉强牵合，实则附会之词，非药理真相也。

细辛

【赵注】辛益肝胆。

【正义】大辛大温之品，谓可助肝胆之火，岂不直捷了当。然试以病情言之，究竟有肝胆火动，而可用温燥助之之理否？

半夏

【赵注】补肝润肾，除湿化痰。

【正义】肝胆火炎，助痰肆虐，半夏乃是要药。若曰温胆，终是名不正，言不顺[1]。赵谓补肝，已是去题万里，再曰润肾，更属奇谈。

当归

【赵注】和血养血。

【正义】当归甘温而辛，行血益血，谓补虚火，本是恒情[2]，然果肝胆阴虚，而浮火不辑[3]，则非泛用之品。唯恐辛温气升，动而

---

① 名不正，言不顺：名分不正或名实不符。是儒家思想理论的一种。名义不正当，道理就讲不通；道理讲不通，事情就办不成。出《论语·子路》："名不正，则言不顺；言不顺，则事不成。"

② 恒情：常情。南朝·宋·颜延之《重释何衡阳》："况复道绝恒情，理隔常照。"

③ 浮火不辑：浮火不被摄纳而亢旺。

不静，反助其焰。

炒蕤仁

【赵注】补肝明目。

【正义】蕤仁重坠，颇有涵敛虚火之妙。

炒枣仁

【赵注】专补肝胆，炒熟疗胆虚不眠。

【正义】枣仁养心液，是补心宁神，无上妙品，而又微含酸收气味，则摄纳虚阳，招纳耗散阳气，尤其妙用。其能治不眠者，正是安神涵敛之功。谓是补虚，尚属空话，实非病理真相。赵谓专补肝胆，反是笼统浮泛之谈，岂真知药理者耶！

地黄

【赵注】补阴生血。

【正义】地黄治虚火，笼统已极，此俗所谓七寸三分之帽儿①，无处套不上者，最是医学中鄙陋之习。寿颐每见此等语气，辄作三日恶②，试问与本条温胆名目，称乎不称？

---

① 七寸三分之帽儿：指人人适用的套话。也指言过其实、不着边际的话。直径为七寸三分的帽子，很大，人人能戴上。

② 辄作三日恶：动不动就接连几天不舒服。形容因受外界刺激而感到难受。辄：总是，往往。恶：难受。南朝·宋·刘义庆《世说新语·言语》："中年丧于哀乐，与亲友别，辄作数日恶。"

本热平之

【赵注】不言本寒者，已具温胆条中，省文也。

【正义】本热原与实火无甚区别，下文所谓除火，亦与泻火何异，叠床架屋，是可删也。赵谓不言本寒，须知肝胆何有寒证，世谓胆寒，岂是真寒？赵乃谓已具温胆条中，则上条诸药，又岂果是胆寒之主宰耶？

除火

【赵注】泻胆条中，亦多降火之药，但火兼虚实，前言其实，此兼言其虚。

【正义】有火可除，明是为实火定法，乃曰兼言其虚，何必多此蛇足。

黄芩

【赵注】泻实火。仲景柴胡汤为少阳里药。

【正义】黄芩泻火，本是彻上彻下[①]，无一不治之药。肝胆有火，亦所必用，何必附会到仲景柴胡一汤，勉强牵合少阳本题。且柴胡实是少阳表寒之药，而双湖偏可谓是少阳里药，信手拈来，不顾理之难安。赵氏愚而自用，可谓极矣。

---

① 彻上彻下：贯通上下。彻：贯通。出《二程遗书·遗书一》："夫彻上彻下，不过如此。"宋·朱熹《答近思录集注》："居处恭，执事敬，与人忠，此是彻上彻下语。"

黄连

【赵注】解见前条。

芍药

【赵注】泻肝胆，能于土中泻木。

【正义】芍药能摄纳泄散之阴气，以治肝胆，本以涵阴，是柔木，非伐木，不可谓是泻火之药。"土中泻木"四字，在近人固恒有是言，然其理究竟若何？苟以文字义理求之，实在不可索解。

连翘

【赵注】除少阳气分实热。

【正义】连翘清空，导上焦之火，使之下行。肝胆火升，侵扰上焦者宜之，非治肝胆本脏之实火。

甘草

【赵注】入凉剂则泻邪火。

【正义】甘草清火，盖以甘缓之之意，究非泻火专药。赵乃竟以为可泻邪火，终是言之太过，世又有所谓甘温能除大热者，则以虚阳外浮言之，更不可误认为有余之邪火。

镇惊

【赵注】肝藏魂，有热则魂不安而胆怯，重以止怯，所以镇之也。

【正义】惊是心神为病，镇怯固是一法。若以生理病理言之，实与肝胆无涉。徐之才用药十剂[①]，本有重以镇怯一条，赵氏改为重以止怯，则文义似通非通，是之谓点金成铁。

黑铅

【赵注】镇心安神。

【正义】黑铅重镇，能坠热痰，亦能摄纳虚浮之气火，以其色黑，故直入肾家也。凡镇重之质，如铁精、铁落、代赭石、石英之类，功用皆同。

水银

【赵注】主天行热疾，安神镇心。

【正义】水银镇坠，然必煅炼用之。如灵砂丹之类，古方不少，若炼不合法，则为害滋大。赵谓治天行热疾，已是闻所未闻。又谓安神镇心，则自有驯良之药，何以用此？此洁古已是误会，而双湖更如涂涂附矣。

---

① 徐之才用药十剂：北齐徐之才按功用归类药物之方法，为宣、通、补、泄、轻、重、滑、涩、燥、湿十类。《本草纲目·序例》引《药对》曰："药有宣、通、补、泄、轻、重、涩、滑、燥、湿十种"，"宣可去壅""通可去滞""补可去弱""泄可去闭""轻可去实""重可镇怯""涩可固脱""滑可去着""燥可去湿""湿可去燥"。

标热和之

【**赵注**】不言标寒者，少阳半表，所主在筋，邪入于筋，较肌肉更深，则寒变为热。

【**正义**】少阳肝胆，其本病则多火而少寒。虽是伤寒之邪，传入少阳，其证已口苦耳聋目眩，无一非肝胆横逆之火，故无标寒。赵氏必以肝主筋曲为附会①，抑知筋病是肝病，何可与经脉为病，混作一气。

和解

【**赵注**】和法较解肌更轻。

【**正义**】少阳属火，不可发散，发之散之，则势焰益烈，为祸极炽，古人所谓和解，原与解表之解字，绝然不同，胡得与解肌一层较量轻重？

柴胡

【**赵注**】足少阳表药。

【**正义**】柴胡确是足少阳经表寒之药，发汗升阳，力量轻迅，必有表寒遏抑，肝胆之气郁结不达者，始可用之。仲景小柴胡汤，治口苦耳聋目眩，固皆肝胆郁塞之证。则为伤寒言之，寒束其外，木郁不宣，抑塞而为以上诸证，则以柴胡疏通少阳，使肝胆之气疏，而郁塞自解，经所谓木郁达之者，其义如是。若温热为

---

① 曲为附会：曲解原本的意思，而牵强附会地将其往不相关的事物上解释。

病，及肝胆火动诸病，少阳之气，固已日长炎炎，其证亦如伤寒之所谓口苦耳聋，目眩欲呕，胸胁满，胁下痛，则皆是怒木鸱张，势焰不可响迩，此唯清泄抑降，以柔驯之，犹虞不及，万不可误用柴胡，助其升动，此亦伤寒与温热不能同治之一端。洁古此条，以柴胡为少阳和解主药，仍为伤寒言之，若以概治温热，及杂病中肝胆各证，则无不火上添油，其祸翘足可待[①]。然金元明人，皆不知此中界限，妄引仲师成法，无不误用，此柴葛解肌等方之所以毒痡四海[②]也。

芍药

【赵注】泻肝火，入肝经血分。

【正义】白芍摄纳耗散之气。故能涵敛肝火，是柔驯刚木，所以抚驭其横逆，与苦寒之泻火不同。

黄芩

【赵注】足少阳里药。

【正义】此是泻肝胆有余之火。

---

① 翘足可待：一举足的时间内即可等到。比喻很快就能实现。翘足：抬起脚。
② 毒痡（pū 扑）四海：残害四方。毒痡：毒害，残害，伤害。四海：古人认为中国四面被海环绕，合称四海。泛指四方之地。《尚书·周书·泰誓下》："作威杀戮，毒痡四海。"中医认为四海即髓海、血海、气海、水谷之海的总称，为人体气血精髓等精微物质汇聚之所。"海"是江河之水归聚之处。经络学说认为十二经脉内流行的气血像大地上的水流一样，如百川归海，故《灵枢·海论》指出："人有髓海，有血海，有气海，有水谷之海，凡此四者，以应四海也。"

半夏

【**赵注**】发表开郁。

【**正义**】肝胆火炽，每多灼液成痰，变生诸恙。半夏降逆化痰，故亦治肝胆诸病。赵谓开郁，犹为近似，又称发表，怪不可言。

甘草

【**赵注**】入汗剂则解肌。

肝

肝藏血，属木，胆火寄于中。主血，主目，主筋，主呼，主怒。

【**正义**】肝禀春生之气，合德于木，刚果用事，气焰易动，自能生火，本与胆腑同一体用，不必谓胆火寄于肝中。其主目者，目有神水，系乎肝肾真阴，阴液旺则精采奕奕，阴液耗则所见瞒瞒，望而可知，神情昭著[①]。唯藏血一说，虽出于经文，其源甚古，谁敢轻加评隙[②]。然以生理言之，心为血之总汇，而其余脏腑，则皆以血管维系之，大体皆同，无甚区别，则经文肝藏血脾统血两层，不过言此二脏之血管本多耳，非真有血之藏在肝中也。

---

① 昭著：明显，显著。明·宋濂《陈府君墓志铭》："其绩用昭著者，易于言；而潜德秘行者，难于形容也。"

② 轻加评隙：随便评论其缺点。轻：随便，不庄重。隙：缺点，过失。

本病

诸风眩运

【赵注】肝主风木。眩运，风火之象。

【正义】《至真要大论》谓：诸风掉眩，皆属于肝。盖肝胆禀厥阴风木之气，以火用事，火盛则风从而生，气火俱浮，上攻巅顶，轻则眩运，重则颠仆。无非肝火肝阳，升腾太过为病。

僵卧、强直、惊痫

【赵注】诸风火上炎，筋脉受伤之证。

【正义】此即昏瞀暴仆[1]，痉厥尸寝[2]等证。在《素问·生气通天论》则谓血菀于上，使人暴厥。《调经论》则谓血之与气，交并于上，则为大厥，厥则暴死。知吾国旧学，亦早知是气血菀结于顶巅之上，而为昏厥暴仆，正不待西学家"血冲脑经"四字，始知其病在于脑。其强直、瘛疭诸症，则《至真要大论》所谓请暴强直，皆属于风。诸热瞀瘛，皆属于火。《五常政大论》所谓少阳所至，为瞀昧暴病，为胸瘛暴死。又皆风火交煽，气血上扬，冲激脑经为病，则其本皆在肝胆，已无疑义。虽《经脉篇》足厥阴条中，未有此等病状，或者古人意中，知是顶巅为病，不能隶属于一脏，而洁古补入肝脏本病，则推其发病之源，肝火肝风，实是确不可易。赵双湖但谓筋脉受伤，则从前理想之辞，固无一人能

---

① 昏瞀暴仆：神志昏乱，突然昏倒。《灵枢·癫狂》："脉癫疾者，暴仆，四肢之脉皆胀而纵。"

② 尸寝：如尸体般躺卧。

知是脑神经之失其知觉运动者也。

两胁肿痛、胸肋满痛

【赵注】肝脉^①布胁肋，肿痛满痛，似属标病。但肝为雷火，诸逆冲上皆属于火，则胸胁作痛，皆火逆为之，况经脉伏行之地，在内不在外，故属之本病。

【正义】胁肋肿痛，胀满支撑，固是肝胆为病，然《经脉篇》足厥阴脉条中，但言胸满，而不及胁肋者，以足少阳脉条中，已备载之，正不必复叠重出，徒成骈拇耳。于此益信西医学说，谓肝胆为病，体用皆同，不能分别者，实能窥透生理之真，而吾国上古真传，固已稳稳然具此条理，但书缺有间，言之未详耳。洁古补入肝病本条，自有至理。寿颐于胆病条中，已备论之。但赵注以雷火冲上，展转附会到胁肋上去，反为迂远不切。

疝痛

【赵注】标病中有癫疝、小腹肿痛，而此列之本病，以攻中作痛，皆得名之为疝，非必下连睾丸也。

【正义】疝为气病，古有七疝五疝等名，皆以腹痛为主，无非肝络不疏，气结郁滞所致。《经脉篇》本条有丈夫癫疝^②，妇人少腹肿一条，又有肝所生病者狐疝^③一条，实皆赅诸疝而言。盖少腹结

---

① 脉：《脏腑药式》此下有"贯膈"两字。当从。
② 癫疝：七疝之一，多系中下虚寒，肝气郁陷所致。症见阴囊肿硬重坠，麻木不知痛痒。
③ 狐疝：病名。出《灵枢·本脏》。又名阴狐疝气，狐疝风。俗称小肠气。症见腹腔内容物，行立则外出少腹滑入阴囊，卧则复入少腹，如狐之出入无定。相当于西医学斜疝。

痛，皆是疝类，赵谓不必下连睾丸是也。

癥瘕

【**赵注**】血积为癥，气聚为瘕。

【**正义**】"癥瘕"二字，虽微有轻重之分，而同为肝络不疏，血凝气滞所致。

女人经病

【**赵注**】血室属于肝经。

【**正义**】月事本非血管中之血，西学家且谓是子宫中所生之液，以备胎孕之需，故年未及笄[1]则不至，年将大衍[2]则自绝，而其人之气血周流，依然无恙，则与血脉之血，各有门径，尤其显著。中国医家，以经有肝藏血、脾统血之明文，遂以月事为病，属于肝脾两脏，似尚是想象得之。洁古录此于肝病门中，盖即此意。而《经脉篇》足厥阴脉条中，无此一层，则古人意中，未必果以月事之病属于肝脏。唯肝家气滞，则血病皆从此而生。月事虽非脉管中之血，而调则百体俱安，愆[3]则诸恙蜂起，固与血病异流同归。养肝滋液，而经事可调，又治验之历历可据者。洁古补此，亦有至理。盖足厥阴之脉，循阴股，环阴器[4]，前阴诸病，本是厥阴所司，则子宫为病，未始不与厥阴之脉息息相通者也。今

---

① 及笄：古代汉族女子满15周岁结发，用笄贯之。笄，发簪。《礼记·内则》："女子……十有五年而笄。"

② 大衍：五十的代称。《周易·系辞上》："大衍之数五十。"

③ 愆（qiān）：过失。

④ 阴器：男女的外生殖器。《素问·热论》："厥阴脉循阴器而络于肝，故烦满而囊缩。"

本《灵枢·经脉篇》作"过阴器",考《脉经》《甲乙》《太素》《千金》无一不作"环"者。虽似无甚大别,然环为环绕,过则经过而已,实是大有不同,以此知今本《灵枢》,最不可据。

【补】腰痛不可以俯仰

【补曰】《经脉篇》:足厥阴脉,是动则病腰痛不可以俯仰。寿颐按:腰痛本是肾病,而《经脉篇》系之足厥阴肝经者,盖肝之与肾,皆赖真阴以为生生之本,二脏阴虚,则木本水源,无以荣养,而腰脊为之不举,所谓乙癸同源者也,故腰痛为肾肝之同病。

【补】嗌干

【补曰】《经脉篇》有此证。以脉循喉咙之后,上入吭颡[1]故也。虽是经脉所过之地,然肝胆火炎,循经上灼,咽为之干,亦是本脏为病。

【补】面尘

【补曰】《经脉篇》有此证。寿颐按:足少阳脉条中,亦有是证。可知肝胆为病,彼此皆同,虽是西学家之论,得此可知吾国中古言生理者,早已具此条理。杨上善注《太素》曰:肝合足少阳,阳盛并阴,故面尘色也。今《灵枢》"尘"字下有"脱色"二字,义不可通。《太素》无之,是也。

【补】呕逆

【补曰】《经脉篇》是主肝所生病者条中有此一证,则肝胆之气上乘为之也。

【补】飧泄

【补曰】《经脉篇》有此证。肝主疏泄,疏泄太过,则大便不约,而泄利不化矣。

【补】遗溺、闭癃

【补曰】《经脉篇》有此证。足厥阴之脉,环阴器,故遗溺闭

---

[1] 吭颡:据文义当作"颃颡"。咽喉。

癃，皆属肝病。寿颐按：最古医书，皆有癃病，而汉唐以下，则无此病名。莫枚士[①]《研经言》有释淋一篇，谓《灵》《素》《本草》有五癃、癃闭之名，而仲景以下皆无之。杨上善《太素》注：癃，淋也。因知淋癃乃一声之转。《毛诗·皇矣》："与尔临冲"。韩诗作"隆冲"，是其确证。寿颐按：《说文》有"癃"字，训罢病也。《汉书·高帝纪》："年老癃病勿遣。"师古注：疲病也。《淮南·览冥训》："平公癃病。"注：笃疾。《史记·平原君虞卿传》有罢癃之病。《索隐》："疲疾。"皆不明言为何病。莫引《太素》杨注：以癃为淋。考《太素》一书，四库馆所未收，则当时吾国，确未有此本，莫氏所引，或从他书转引而来。乃近见袁氏、肖氏两家新刻《太素》，则第八卷经脉之一肝足厥阴脉条中"遗尿闭癃"，果有杨注"癃，篆文痳字，此经淋病也"之语，是杨氏以淋训癃，确然无疑。莫氏谓《素问》说癃者一日数十溲，则膀胱之胞罢疲矣。故得假借取义。寿颐按：今本《说文》，训痳为疝病，似许叔重之训诂，不如杨上善所引。然《一切经音义·二十》引《说文》，则痳字训小便病也，是五淋之淋。古本《说文》果作痳，《声类》亦云"痳，小便数也"。则淋字从痳，已无疑义。而医家只以淋字为之，亦以从广之痳字罕见，故通用习见之淋字。而淋之本义，虽曰淋漓，在水之流利一面说法，然淋漓之后，水流将绝之时，即为淋沥，颇与小便不爽者相合，故亦得借用。况乎古言五癃，后人则曰五淋，亦甚符合，知癃之与淋，确是一字，莫氏之说可信。《宣明五气篇》言膀胱不利为癃。《刺疟论》言小便不利如癃状。是癃之为病，固只以小溲不快而言，非绝不得溺之谓。则徐洄溪《兰台轨范》必以癃、淋两两比较，认为两种病形，终是强作解人，莫枚士讥之，谓为识字之难。盖洄溪老人，本非长于小学者，致有是误，谁谓医果小道，可不博闻多识耶？

---

① 莫枚士：字文泉，清代归安（今浙江湖州）人。早年研究经学，后改习中医。著有《研经言》《神农本草经校注》《经方例释》等。

标病

寒热疟

【正义】寒热往来，虽曰少阳经病，然肝胆之体用皆同，故洁古亦以为足厥阴经标病。然疟病究是暑湿风寒之外感，及湿痰食之内滞者为多，不可谓专是厥少两经之病。

头痛

【赵注】脉上额会于颠。

【正义】肝胆阳升，头痛最烈，非仅经脉之病，洁古列于标病条中，尚有误会。双湖但知脉上会颠，仍是望文生义而已，非病理之真也。

吐涎

【正义】呕吐亦肝胆之气逆上，胃不顺降为病，非仅标病。

目赤

【赵注】脉上连目系①。

【正义】足厥阴脉，上连目系；足少阳脉，起于目兑眦。故目赤虽属风热，未有不夹肝胆之火者。

---

① 目系：眼系，指眼球后方与脑相连的组织。

面青

【赵注】脉行颊里①。

【正义】此肝病而本脏之气色外露，必不可谓为标病。

多怒

【赵注】怒必外见辞色②，故为标病。

【正义】肝性易动，善怒是其本病，经有明文。洁古列于标病，岂非误会？而双湖能以外见辞色，强为解嘲，抑何可笑乃尔！

耳闭③

【赵注】少阳脉入耳中，肝之表也。

【正义】此亦肝胆气火上逆，有升无降为病。

颊肿

【赵注】脉行颊里。

【正义】肝胆同病，不一而足，益信西学家"体用皆同④"四字，最能窥见症结。

---

① 颊里：经外奇穴名。出《备急千金要方》。在口腔内颊黏膜上，当口角平开1寸处。主治黄疸、瘟疫、口疮、齿龈溃烂等。

② 辞色：言辞和神色。即说的话和说话时的神态。

③ 耳闭：指以耳内闭塞，胀闷堵塞感，听力下降为特征的耳病。

④ 体用皆同："体"与"用"是中国古代哲学的一对重要范畴。指本体和作用。一般认为，"体"是最根本的，第一性的，内在的、本质的。"用"是从生的，第二性的，是"体"的外在表现、表象。

筋挛

【赵注】肝主筋。

卵缩、丈夫癫疝，女人少腹肿痛、阴病①

【赵注】脉绕阴器，抵小腹。

【正义】《经脉篇》亦有此条。前阴固厥阴之络也。卵上缩②，出于《内经》，其来古矣。然字书"卵"字，从无阴丸③一义，又睾丸之"睾"字，此义亦不见于字书。最近百年之间，小学④家项背相望⑤，而从未有注意及此者，可谓字学⑥中之异诂⑦矣。

有余泻之

【起注】肝实则为有余，故用泻。下分五法。

---

① 阴病：妇女前阴（包括阴户、玉门、阴道）发生的病变。

② 卵上缩：又称囊缩。睾丸上缩之证。足厥阴肝经病变所致。

③ 阴丸：睾丸。

④ 小学：小的学问，是相对于大学来讲的。古人将研究儒学的称为大学，而对于研究语言文字、字音字义的称为小学。比如训诂学、文字学、音韵学等。汉代称文字学为小学。因儿童入小学先学文字，故名。隋唐以后为文字学、训诂学、音韵学之总称。《汉书·艺文志》："古者八岁入小学，故《周官》保氏掌养国子，教之六书，谓象形、象事、象意、象声、转注、假借，造字之本也。"

⑤ 项背相望：原指前后相顾，后多用来形容行人拥挤，接连不断。

⑥ 字学：指小学，文字学。

⑦ 诂（gǔ）：用当代的话解释古代文献词语的意义。即训诂学，是中国传统研究古书词义的学科，是中国传统的语文学——小学的一个分支。训诂学在译解古代词义的同时，也分析古代书籍中的语法、修辞现象。从语言的角度研究古代文献，帮助人们阅读古典文献。

【正义】肝胆木火，最易横逆，气之冲激，火之燔灼，皆属有余，是可泻也。

泻子

【赵注】心为肝之子，泻心火，所以泻子也。

【正义】实则泻其子，本是通套语，所谓子能令母虚者是也。但肝之子为心火，凡泻心之药，未有不能兼泻肝火者。以苦寒泄降，本是实火通治之法，则如芩、连、丹、栀之类，药品甚多。而洁古只录甘草一味，其意云何，殊不可晓，然其理甚明，举一反三，亦非难事。

甘草

【赵注】泻丙火。

行气

【赵注】肝主血，而气者所以行乎血。气滞则血凝，行血中之气，正以行血也。

【正义】肝之有余，虽曰肝火肝风为病，然风火不自生，唯气焰太盛，则风火皆炽。肝之所以有余者，实皆气之有余耳。故泻肝而不知理气，苦寒逆折；反有郁遏闭塞之苦，而肝乃益横，此行气一层，断推治肝必需之要，疏之达之，柔之降之，俾气机调畅，而肝病自驯，正不仅泄气破气之正面文章也。

香附

【赵注】血中气药，调气开郁。

【正义】香附通行十二经，能于血分之中，导达气滞，气药中之最驯良而不嫌其燥者，断推行气之首药。而俗子误认是妇女专用之品，则所见小矣。

川芎

【赵注】行气破瘀，血中气药。

【正义】川芎芳香升举，肝气遏抑，而不能条达者宜之。若气火有余，横逆恣肆，而亦用此，即是教猱升木①。此确是行气之要药，然为利为弊，不可不辨别病情。

瞿麦

【赵注】破瘀利窍。

【正义】瞿麦宜专用其花蕊之外壳，能宣导气分之滞，泄利下行。

牵牛

【赵注】泻气分湿热，通下焦郁遏。

【正义】牵牛破气猛将，非湿火闭塞于下，不可擅投。

青皮

【赵注】入肝胆气分，破血散血。

【正义】青皮坚实，故重坠直达下焦，宜于下焦气滞诸病。然

---

① 教猱（náo）升木：猱，猴子的一种。教猴子爬树。比喻教唆坏人为恶。

宣通而非遏抑，虽曰破气，犹非峻品，不可与牵牛同日而语。

【补曰】肝以气火用事，肝病多火，然火不自动，必气先动而后火生风生，为祸斯厉，故肝病多是气病。然治肝必先理气，亦非仅破泄消耗，可尽理气之能事也。洁古但录香附、川芎、青皮三物，宣通畅达，已足呈功。抚驭柔训①，未尽妙用。而瞿麦、牵牛专以攻克见长者，实非气分之将。肝气乃病理之一大门，善调其肝，以治百病，胥有事半功倍之效，此非仅上列数物，可以无投不利者，故举所知，以补其缺。

【补】川楝子

【补曰】川楝清肝，最为柔训刚木之良将，凡胸腹膜胀，胁肋支撑，上之为头痛耳痛，胃脘心痛；下之为腹痛，少腹疝痛。无论为寒为热，类多肝络窒滞，气不条达，有以致之。香燥行滞一法，固可以利其运行，然唯血液之未甚耗者，能为之推波助澜，则气为血帅，而血随气行。若果阴液大虚，虽振动之而疲馁不前，斯气药终无所用，且反以增其燥结之苦。则唯清润和调，柔以驭之，尚可驯其横逆，此金铃子②之平肝，固非芳香诸物之可以一例观者也。

【补】白芍药

【补曰】白芍为《局方》③四物汤之一，俗子只知为补血之主药，究之气清味薄，滋补之力何若？唯能收敛耗散之阴气，摄纳而涵藏之，故为治疗诸痛唯一之良药，实是肝胆气浮，恣肆横逆，必需之品。

【补】山萸肉

---

① 抚驭柔训：安抚控制。
② 金铃子：即川楝子。
③ 《局方》：即宋代《太平惠民和剂局方》之简称。由宋太平惠民和剂局编，为宋代官设药局和剂局中成药处方配本。

【补曰】萸肉滋润味厚，世亦共知为峻补肝肾之用。然酸敛有余，滋填不足，摄纳元阴是其专职，故肝肾阴虚而气火不藏者，断推必需之品。柔驯横逆，效力尤在白芍之上。是为肝胆气旺，荡决莫制^①者，无上妙药。今人盐山张寿甫^②氏最善用之，且独用重用至四两一剂，是奇而不乖于正者。

【补】天仙藤

【补曰】天仙藤即青木香之藤，气味清芬，而不燥烈，蔓延极远，是能疏通络滞，宣导以利运行者。

【补】青木香

【补曰】青木香古所未闻，故入药亦甚罕见。芳香清冽，不失之刚燥，以治肝脾气滞，效力极灵。而其质坚结，入土甚深，且不易长大，故止能降泄开通，而无升散以助气火上浮之弊。

【补】广木香

【补曰】广木香气味浓烈，其质空松，故四散流通，彻上彻下，以治气机窒滞，大有奇功。而微嫌刚燥，不甚和柔，则液耗者忌之。且体轻气浮，肝胆有余，上升太过之病，亦当知所避忌。

【补】天台乌药

【补曰】乌药气味皆薄，质亦不重，是为行导气机轻灵之品，不刚不燥，是肝脾气分之最驯良者。而俗子反畏其燥，几与广木香同类而观，则未尝于物理上细心体察之耳。

【补】玄胡索

【补曰】玄胡虽曰入血，而善行气滞，其质虽坚，然不重坠，流气之效颇著，以治气机不利，闭塞膜胀，胸胁脘腹诸痛，最有捷应。而定逆顺降，不失之猛，故治吐溢咯衄，使不上升而血可

---

① 荡决莫制：指肝肾阴虚火旺不敛。荡决：冲杀突击。
② 张寿甫：即张锡纯，字寿甫，河北盐山人，清末民初名医。曾担任奉天立达医院院长，建立中医函授学校，组织中西汇通医社。

止，非如大寒暴折者，每有留瘀结塞之弊，且亦无攻破下泄，重损真气之虞。能解肝脾两家郁结，尤其专长，和平而有速效，绝无刚燥猛烈之害，而世人只知为破血重剂，畏而不用，负此良药矣。

【补】郁金

【补曰】郁金重而能降，亦入血分，流通气滞，古人亦有破血之说。然不过顺导泄降，疏而通之，非以涤荡克削为长。善解郁窒，故得是名。实在功用，颇与玄胡相似。

【补】蔻仁　砂仁　壳

【补曰】蔻仁、砂仁，善行气滞，尽人所知，实是肝脾两脏宣通气化之要药。但嫌其燥，液虚渴饮者，宜知所避，近多单用其壳者，则较为轻灵而无耗液之虑。又有喜用豆蔻花、川朴花者，似失之太轻，未能胜任，则三吴①之习气，取其新颖，聊为辅佐，断不足以独当一面也。

【补】竹茹　丝瓜络

【补曰】竹茹、瓜络，世恒以为宣络化痰之辅助品，似乎无足轻重。然入络以助气血之运行，实是无微不至，亦肝脾气滞之良导师也。

【补】广陈皮　橘叶　陈香橼　枸橘

【补曰】广皮行气，虽曰习用之物，无人不知，然宣通肝脾窒滞，疏达气机，洵是辅佐之要品。橘叶清芬，无燥烈之弊，而色青味厚，尤为肝经专药。香橼、枸橘，气疏以达，而不失之猛，无虑其耗伤津液，皆是宣导之良材。

行血

【赵注】血凝滞不行，则为实。旧血不去，则新血不流。破血乃所以行血也。

【正义】血随气行，气为血帅，肝络气滞，则血行亦滞，故行

---

① 三吴：一般指今天的苏南浙北地区，也就是狭义的江南地区。

血亦治肝病应有之事。然所谓行者，本以流利疏通为义，复其循环之常而止，不必专以破瘀立论。双湖必以破血作注，已失行字界限。中医言气血运行，一昼一夜，五十度周于身。西医言发血回血，有大循环^①、小循环^②两道，血行之常，中西两家学说，彼此符合，行血本义，如是而已，正不必专以破瘀说也。

红花

【**赵注**】入肝经，破瘀活血。

【**正义**】红花轻扬，助血流行，和平不猛。用之太过，则助其奔迅，而有血溢血泄之弊。如果积瘀，则尚非红花所能攻破，以其性甚轻，无导瘀峻行之力故也。

鳖甲

【**赵注**】色青入肝，治血瘕经阻^③。

【**正义**】鳖为介属，潜伏暗陬^④，故力能深入，直达肝肾血分，

---

① 大循环：又叫体循环。当心脏收缩时，左心室内含有的新鲜血液（因含的是带氧较多的血，所以颜色鲜红）通过动脉运送，供应组织器官的氧气和营养物质，然后经过静脉（因含有较多的二氧化碳，所以颜色为暗红色）把人体的代谢产物和二氧化碳送到排泄器官，从而保证了机体的新陈代谢，维持了机体内环境的稳定。

② 小循环：又叫肺循环，是一个气体交换的过程。由右心房接收回来的静脉血流入右心室后，首先注入肺动脉，经肺动脉注入肺毛细血管。空气中的氧气通过肺泡壁渗透到肺毛细血管中，再由毛细血管进入肺静脉回到心脏，同时二氧化碳排入肺泡中，然后呼出体外，血液经过肺循环后变成了含新鲜氧气的血液再去供应身体的需要。

③ 血瘕经阻：血瘕，为八瘕之一。因瘀血聚积所生的有形肿块。出《素问·阴阳类论》："阴阳并绝，浮为血瘕，沉为脓胕。"经阻，经络阻塞。

④ 暗陬（zōu）：黑暗的角落。陬：隅，角落。《聊斋志异·锦瑟》："生亦过墙，见主婢伏于暗陬。"

为养阴潜阳无上妙品。治药物学者，每谓鳖甲破血消积，以其甲能自解，有宣化消散性质，故能攻破癥积，观《金匮》鳖甲煎丸，为治疟母①祖方，用之辄应，似鳖甲果有破积妙用。唯鳖甲煎丸，聚集诸般蠕动之物，故能透达经络，搜逐瘀积，渐以消溶。其以鳖甲为君者，领之直入肝经耳。今以鳖甲滋填肝肾，涵敛浮阳，效力历历②可指，而实无扰动血络之弊，乃知破血二字，尚是言之过甚。欲治癥瘕癖积，实非鳖甲独力所能胜任。赵谓色青入肝，是也。谓治血瘕，殊非真相。但甲能自解之能力，故妊娠及月事过多，下元不摄者忌之。

桃仁

【**赵注**】厥阴血分药，泄血滞，生新血。

【**正义**】草木之实皆坚重，入药多含下降性质。而核中之仁，尤其坚者，更无一非下行为用。桃仁下血，是其专职，唯尚不猛烈，质又多脂，流通润泽，助血运行，初非一往无前，峻削无度者可比。古称其能破瘀生新，则瘀者行而新者乃能周流不滞耳。

莪术

【**赵注**】入肝经血分，破血消积。

---

① 疟母：疟疾久不愈，气血亏损，瘀血结于胁下而成痞块，称"疟母"。《金匮要略·疟病》："病疟以月一日发，当以十五日愈，设不瘥，当月尽解。如其不瘥，当云何？师曰：'此结为癥瘕，名曰疟母。'"

② 历历：清楚，分明。

三棱

【赵注】同上。

【正义】三棱、莪术，世咸知为攻破血瘀，消磨癖积，峻厉之药，然实力却是无多，不能应验。活血行血不如桃仁、红花、元胡、归尾，消癖不如鳖甲煎丸，徒有威名，全无实效，不足道也。

穿山甲

【赵注】专能行散，入厥阴通经。

【正义】鲮鲤周身坚甲，入土穿坚，其力甚猛，顾名思义，其性可知。故其甲能入血溃坚，破泄淤滞，于疡科能消坚肿之巨块。将成未成时，用之恰当，亦能化坚为软。其已成脓而不能透毒外达，漫肿无头，平塌不起者，立能肿高焮突，根脚围束，效如影响，行血之力，如是之捷。唯走窜太迅，亦必耗气，故非不得已时，亦不必轻率援用。俗传疡科，有所谓仙方活命饮者用此，乃曰通治已溃未溃，且谓不问有脓无脓皆效，药最丛杂，断不可用。

大黄

【赵注】大泻血分实热，下积通经。

【正义】大黄逐血，确有实热淤积者宜之。其血溢于上，大吐大衄者，则皆气火上浮，有升无降，亦可以此导之下行，平其逆涌，非专以为荡涤计也。如嫌峻厉，则炒炭用之，止血顺降，不伤于迅，颇有捷效。

水蛭

【**赵注**】逐恶血、瘀血，破血癥、积聚。

【**正义**】水蛭善于吮人之血，是逐血最峻，而亦最捷者，久瘀癖积，非此不除。只入丸子，缓缓图功。仲景鳖甲煎丸，大黄䗪虫丸皆以蠕动虫类，作丸缓治，大有深意。向来皆谓必须炒透，如其制法不良，服之且能害人，今唯张寿甫氏谓生用始有效力，屡经亲验，非诳语也。

虻虫

【**赵注**】破血积、坚痞、癥瘕。

【**正义**】虻虫亦吮血之锋厉者，与水蛭功用皆同，故恒并辔齐驱①，如骖之靳②。

苏木

【**赵注**】入三阴血分，破瘀血。

【**正义**】苏方木色泽殷红，轻用活血，重用破瘀，此与红蓝花情性最近，一草一木，异曲同工，可称二妙。

---

① 并辔齐驱：辔，驾驭牲口的缰绳；齐驱，一齐快跑。几匹马并排拉着车一齐奔跑。比喻齐头并进，不分前后高低。

② 如骖（cān）之靳：喻前后相随，并驾齐驱。骖，独辕车所驾的三匹马。靳，指套在辕马胸部的皮革。《左传·定公九年》："吾从子，如骖之有靳。"杜预注："靳，车中马也。"

丹皮

【赵注】破积血，通经脉。

【正义】丹皮凉血，清肝妙品。

【补曰】肝脾两脏，皆主大气之斡旋。脾气运行，则输化精微，而百骸滋养，肝气疏达，则经隧通利，而百脉和调。唯两脏之气道乖违①，而诸病乃接踵以起。且血随气行，气机既滞，则血未有不停顿瘀积者。故凡百血病，无不统系于肝脾两经，此吾国医家，所以有肝藏血脾统血之笼统语，在生理上固不能证实，而以病理治法言之，则未尝无息息相关之妙用。唯血以周流无间为职，所谓行血者，只以通利遍行，恢复其循环之常度而义已足，本不专属于攻瘀一层。洁古此条，仅录破逐之药，颇于行血本旨，踰越界限，爰采流动轻灵之品，和血活血，而亦能养血，不失于攻破峻厉者，以符"行"字之正义，以补易老之未及。

【补】三七

【补曰】三七今有数种，以产蓝田者为正，质坚而降，以治上溢失血，能顺导气火下行，止血颇捷，而性本温和，入络化瘀，无留滞贻患之弊，亦无破泄伤正之虞，断推血家无上要药。别有一种草木，枝叶蓬蓬，高四五尺，庞然成一大丛，叶多歧尖锐，面青背紫，园圃中莳②之者颇多，亦名三七，采鲜叶捣烂塞鼻，能止血衄，而根极细，其力必薄，不足为内服之药。

【补】大蓟　小蓟

【补曰】二蓟止血，尤以小者为胜。其实在功用，亦在"通络降导"四字，而无留瘀之弊，并不以攻逐滋害，亦血家之驯

---

① 乖违：错乱反常。

② 莳（shì 是）：栽种。

良品也。

【补】丹参

【补曰】丹参入血，含有温和润泽之义，能流通而不嫌其走窜迅速，亦非滋填守补者可比。古称一味丹参，功同四物，盖言其守而能通，有似于四物汤一方之或通或补，本有意味可寻。然俗子竟因此而认为补血上品，诚是大误，乃或者又以为有破瘀之能，亦殊不确，但性有微温，自然流动不滞耳。

【补】紫草

【补曰】紫草专清血热，是寒凉之品，大吐大衄之气火甚炽者宜之，亦善治一切血热证。其色深紫，流通活泼，守而能行，非其他寒凉直折，遏郁闭塞者可比，故亦无留瘀之患。

【补】藏红花

【补曰】是物产于西陲^①，形与红花甚近，长逾倍而色殷红，摘取四五蕊，沸汤瀹^②之，色泽最浓，迥非^③普通红花能及。活血力量，自必倍蓰^④，但不可过用，恐扰动络脉，有血溢血泄之变耳。且代价颇昂，非可贫富与共，今浙产有杜红花，色泽亦佳，可通用也。

【补】鸡血藤　鸡血藤胶

【补曰】此藤产深山之中，蔓延极远，活血之力甚迅。鸡血藤膏，市上最多赝品，吾嘉钱氏，竹汀先生之裔，仁和王文勤之妻弟也，钱之簉室^⑤，又即文勤五公子之妻母，体本孱弱，年未不惑，

---

① 西陲：泛指西部边疆，因为每个朝代版图不同，所以西陲所指的地方也不一样。现特指我国西藏、新疆等西部地区，隋唐之前特指甘肃礼县、西和一带。

② 瀹（yuè 月）：浸渍。

③ 迥非：绝非，远远不是。

④ 倍蓰：谓数倍。倍，一倍；蓰，五倍。《孟子·滕文公上》："夫物之不齐，物之情也。或相倍蓰，或相什百，或相千万。"王安石《乞制置三司条例》："远方有倍蓰之输，中都有半价之鬻。"

⑤ 簉（zào 燥）室：旧时称妾为簉室。

经事甚少，自谓血虚宜补，适王督云贵时，赠有鸡血藤胶，乃独用二两许，分四五日服之，竟至崩中①。寿颐为之大补大固，渐以即安，则是物之活动流通，已可概见。此固良药，然不善用之，为祸如斯其烈，则凡非习用之物，医者笔下，不可不斟酌谨慎也。

镇惊

【赵注】邪入肝经则魂不安而善惊。逐风热坠痰涎，皆所以镇之也。

【正义】肝胆火升，变幻万状，惊狂癫痫，固无一非肝家之病，实即西学家之所谓血冲脑经病，而《素问》固早有上实下虚为厥癫疾之明文。凡神志之迷蒙，痰涎之壅塞，皆由气升火升，上而不下为虐。诚能镇摄此升腾之气火，则上冲之势焰息，而脑神经不受震激，怒涛骇浪，顷刻胥②平，覆杯得安③，其效最捷。徐之才十剂中之重以镇怯，固即为此而设。洁古立此一条，固明知肝火上逆，肝风上扬，非镇不可，但尚不知镇坠一法，为用孔多④，岂仅仅限之于惊狂癫痫数者。在今日脑神经之病理昌明，而镇摄之功，其用最大，则不如径以"镇摄"二字标题，庶于病情较为密切，而于肝脏病源，亦复无甚抵触矣。赵双湖只谓邪入肝经则惊，抑知神魂不安，本是肝胆气火上浮，不可误认外来之邪。如果外邪，岂有不散邪而可用镇坠之理？又谓逐风热即所以镇之，

---

① 崩中：中医病证名，又称"崩中漏下"。指妇女不在行经期，阴道大量出血，或持续下血淋漓不断。突然出血，来势急，血量多者谓"崩"；来势较缓，血量少，淋漓不断者称"漏"。常常二者相互转化，故称"崩漏"。相当于西医学之"功能性子宫出血"。

② 胥：都，皆。《诗经·小雅·角弓》："尔之教矣，民胥效矣。"

③ 覆杯得安：疗效迅速。

④ 孔多：很多。《诗经·小雅·小旻》："谋夫孔多，是用不集。"

不知此是肝气横逆，生风生热，故镇之则风息而热平，非外感之风热，奚能与驱逐之义同日而语？赵氏颠顸，并此内因外因之极易辨者而犹未知，何必强颜著书，动手便误。

雄黄

【赵注】得正阳之气，入肝经气分，泻肝风。

【正义】雄黄重坠，谓能镇肝胆之逆，似无不可。然此石气雄，自以辟恶除秽为专职，实非治肝正将。赵氏谓泻肝风，则风而可泻，岂非闻所未闻？

金箔

【赵注】金制木，重镇怯，治肝胆风热之病。

【正义】金属最重，皆能镇摄肝胆升浮之焰，而金属皆凉，又能清有余之木火。

铁落

【赵注】平肝，去怯，治善怒发狂。

【正义】经言生铁落者，下气疾也。古法有用铁精铁锈，并有所谓铁华粉、铁浆者。其义皆同，无甚区别。

珍珠

【赵注】泻热定惊，镇心安神。

【正义】珠乃蚌蛤之精华，介属潜藏，皆能涵敛浮游之阳焰。而清凉重坠，则镇摄逆上之气火，洵是有功。但实在效力，珍珠之贵，亦只与牡蛎、决明等大同小异。而世咸以为无上妙品者，则以价值连城，斯为珍重耳。寿颐窃谓牡蛎、玳瑁之属，平息肝家风火，覆杯成功，亦未必不如珍珠之可宝，差足为微贱之物，增重身价，在富贵家闻之，必曰此是书生寒酸故态，不识珍宝。须知药物原理，必以平易有功为主，方能予取予求，用之不竭，非可以价值之重轻，定药性之良窳①。如必贵重而始能奏功，则富贵人有不死之药，而贫苦者将何以济危。医生药笼②中，岂赛珍会上可比。吾乡有某俗医者，每遇病重，则药价必随之而重，犀、羚不效，继以珠、黄，甚至脑、麝皆入煎剂，既杀其身而又足以破其家，最是梦想不到之奇祸。初不料医之害人，竟至变幻如此。然此医卒以自杀其身，自破其家，种瓜得瓜，凡吾同道，尚其慎之！

代赭石

【赵注】镇虚逆，治血热。

【正义】赭石清降镇坠，定痰气之上壅，利于实热。而肾虚气喘者，须知有一发千钧之虑，不可不慎。赵乃谓镇虚逆，适得其反，今盐山张寿甫乃以人参同用，颇得调剂之宜。

夜明砂

【赵注】泻热散结。

---

① 良窳（yǔ 语）：优劣。窳：（事物）恶劣；坏；器物粗劣。《荀子·议兵》："械用兵革窳楛不便利者弱。"杨倞注："窳，器病也。"

② 药笼：指盛药的器具。

【正义】夜明砂乃伏翼①之屎，故为下行镇热之药。

胡粉

【赵注】坠痰消胀。

【正义】此亦铅质，故能重坠劫痰，然有大毒，不可妄用。

银箔

【赵注】镇心明目，去风热癫痫。

【正义】此与金箔相似，非可多用之物。妊娠最忌金石镇重，谓为碍胎。而乃有通行之银苎汤，银既坠矣，苎麻又是滑润，皆与妊忌相反，而相传以为安胎之药，最为可骇。然用之者确未见其害，抑又何也？

铅丹

【赵注】坠痰去怯。

【正义】此亦铅质，镇坠劫痰，与胡粉同，而弊亦相同等。古治癫痫用之，然非可多服之品。

龙骨

【赵注】收敛浮越之正气，安神镇惊。

【正义】龙骨是矿物，重能镇怯，涩能固脱。虚阳浮越，变生

① 伏翼：中药蝙蝠。

诸羞者，必需之品，而俗子只知为止汗固精之主药，陋哉！

石决明

【赵注】除肝经风热。

【正义】石决介属，潜藏浮阳之妙药。世俗只知重坠，故能平肝，尚是皮相①。

【补曰】徐氏重可镇怯，本只为心神飞越，游魄不安诸病而言。其亦能治癫痫者；古人亦谓此是神魂浮越，镇坠压之，而其义已足。初不知"镇坠"二字之中，尚有无穷之妙蕴也。洎乎近世②，西学东渐③，乃始知脑有神经，其用最大，而脑经为病，其变最多。顾其所以致病之源，要不外气升火升，血冲入脑所致，从可悟到《素》《灵》"癫疾"二字，数见不鲜④。所谓气上不下，上实下虚云云，早已明诏后世，病在巅顶，实与西学家言，心心相印。则汉唐以下，仅知为癫痫、癫狂、癫痴，而不能识是颠疾者，正坐不识字之咎耳。而更为推究其气火所以上升，以致冲激入脑之源，则无非肝木太横，化风上扬。即在神魂飞越诸病，其理亦

---

① 皮相：指只看到表面现象，不透彻，不深入。

② 洎乎近世：到了近代。洎，到。近世，近代。

③ 西学东渐：是指从明朝末年到近代西方学术思想向中国传播的历史过程。其虽然亦可以泛指自上古以来一直到当代的各种西方事物传入中国，但通常而言是指在明末清初以及晚清民初两个时期之中，欧洲及美国等地学术思想的传入。以来华西人、出洋华人、书籍及新式教育等为媒介，以香港、通商口岸以及日本等作为重要窗口，西方的哲学、天文、物理、化学、医学、生物学、地理、政治学、社会学、经济学、法学、应用科技、史学、文学、艺术等大量传入中国，对中国的学术、思想、政治和社会经济都产生重大影响。

④ 数见不鲜：数，屡次；鲜，新杀的禽兽，引申为新鲜。本指对于常来之客，就不宰杀禽兽招待。后指常常见到，并不新奇。

同源共贯。则重镇诸药，即是此病无等等咒①。且重剂队中，又尚有两层作用：一则仅取金石坚刚，镇之于上，以物质为压迫，犹是浅而易知；一则兼用介类潜藏，引之于下，以物理相制伏，尤为神化莫测。彼浅见者流，仅谓牡蛎、决明诸物，厚重有余，能定浮焰者，尚是袭其貌而遗其神②，未足③与语气化吸引之妙用。则洁古于此，只录金石而不及介类者，缺漏不少，爰本是义以补苴④之。皆肝火陡升，血冲脑经者，至不可少之主将，而亦心阳浮越，神魂不安之无上灵丹也。

【补】苍龙齿　五花龙骨

【补曰】龙骨、龙齿，古书认为真龙之遗蜕⑤，故谓为禀神灵之余气，能收摄飞越之神魂，其说固失之诞妄⑥。然虽是石质，而坚重黏涩，直入下焦，以招引上浮之虚阳，其效最捷。即可以物理之情性求之，正不必谬托神怪⑦，自陷于迷惘之域。而俗子又或仅知为涩能固脱，但用之于汗多遗泄诸证；或又畏其涩敛，于当用之病，竟不敢用，是两失也。龙骨今有数种，其下者不知用何石之灰，团结成块，外用粗纸裹之，并不黏涩，复何所用；其稍佳者，名花龙骨；又其贵者，名苍龙齿，其色青黑，故能直达肝肾，涵敛浮越之虚阳。皆宜生打入煎剂，不可入火，而俗皆煅之，则

---

① 无等等咒：佛学常见词汇。出《般若波罗蜜多心经》。意为无所何等之法可与齐等，亦即最好的方法。

② 袭其貌而遗其神：沿袭表面的东西，未识其精髓。

③ 未足：不足，不能。

④ 补苴：即补苴罅漏，喻指弥补文章理论等的缺漏，泛指弥补事物的缺陷。出唐·韩愈《进学解》："补苴罅漏，张皇幽眇。"

⑤ 遗蜕：蜕皮。

⑥ 诞妄：荒诞虚妄。唐·裴铏《传奇·萧旷》："无信造作，皆梁朝四公诞妄之词尔。"

⑦ 谬托神怪：指假托为鬼神怪异之物。

石灰矣，尚有何效力之可言。

【补】珍珠母

【补曰】珍珠产于蚌蛤，左太冲①所谓蚌蛤珠胎，与月盈亏②者是也。怀珠者本不仅一种，唯古之南海，固自有专产之地，苏颂③所谓出廉州，北海亦有之。生于珠牡，亦曰珠母，蚌类也。许叔微④《本事方》有珍珠母丸，所用者盖即苏颂之所谓珠牡，则非寻常之蚌壳。寇宗奭⑤谓河北塘㳽中亦有珠母，与廉州之珠母不相类，是古时自有恒用之珠母。但今则产珠之地未闻，故市肆已无珠母之药，多以石决明代之。盖决明亦或怀珠。李珣⑥《海药本草》谓：珍珠出南海，石决明产也。今商务书馆新编之《医学辞典》竟以珍珠母为蚌壳之别名，非是。唯以功用言之，则潜藏浮火，摄纳虚阳，洵与牡蛎、决明之伦⑦，同工异曲。

【补】玳瑁

【补曰】玳瑁亦介类，其色深青而紫，故直入肾肝，滋阴益

---

① 左太冲：即左思，字太冲，齐国临淄（今山东临淄）人，西晋著名文学家，诗人。其《三都赋》颇被当时称颂，造成"洛阳纸贵"。另外，其《咏史诗》《娇女诗》也很有名。其诗文语言质朴凝练。后人辑有《左太冲集》。
② 蚌蛤珠胎，与月盈亏：蚌胎，指珍珠。古人认为蚌孕珠如人怀妊，并与月的盈亏有关，故称。
③ 苏颂：字子容，福建泉州（今福建省厦门市）人。药物学家、天文学家，著有《本草图经》等。
④ 许叔微：字知可，翰林学士，人称许学士；宋真州白沙（今江苏仪征）人，南宋名医。著有《普济本事方》《伤寒百证歌》《伤寒发微论》《伤寒九十论》。
⑤ 寇宗奭：宋代药物学家，著有《本草衍义》。
⑥ 李珣：字德润。五代时期梓州（今四川三台）人，祖籍波斯，也称李波斯。唐末五代时文学家、本草学家，著有《海药本草》《花间集》等。
⑦ 伦：辈，类。

血，而潜藏龙相浮游之阳焰。凡真阴不摄，虚火升腾，变生诸幻者，以之吸引于下，涵阴潜阳，最为必需之品。虽是坚甲，而煮之亦柔软，自有脂液，实在石决之上。

【补】牡蛎

【补曰】牡蛎咸寒，虽介属坚甲，而多粉质，入煎剂自有力量，迥非①石决、蛤壳等之坚硬无气无味者可比。入丸散则杵②为粗块，清水漂取其粉用之，而去其硬片，细腻自然，不假③人工研炼。滋填摄纳，断推无上妙品，亦为疡科生肌收口之上药，以其黏而清热，最易生长新肉，实是微贱中之最有妙用者。视珍珠之身价过高，研磨费事者，功又倍之。唯世俗则无不煅为灰烬，以治内外二科，俱失其性，且害人矣，此俗医之大误也。

【补】贝齿

【补曰】贝齿色紫，故亦入肝肾，而能潜藏浮焰。但坚刚之质，生用入煎剂，则气味无几，煅之更非所宜，不如玳瑁、牡蛎远矣。

【补】龟板

【补曰】龟板滋阴潜阳，吸引肝肾浮越之气，而归其故宅，此玄武坐镇北方之专职也④。然富有脂膏，力能滋填，以助培植，则本根既固，庶无拨动之虑，尤为善后必需之品。视金石镇坠之取效一时，专治其标者，又有上下床之别⑤。

---

① 迥非：绝非，远远不是。

② 杵：一头粗一头细的圆木棒，用来在臼里捣粮食或洗衣服时捶衣服。

③ 不假：不需要；不凭借。

④ 玄武坐镇北方之专职也：玄武，乃中国四大神兽之一，可令妖魔心惊胆战，并且法力无边。为北方之神，龟蛇合体。"青龙、白虎、朱雀、玄武，天之四灵，以正四方，王者制宫阙殿阁取法焉"。

⑤ 上下床之别：谓人或事高下悬殊。

【补】鳖甲

【补曰】鳖甲亦是滋阴涵阳，收摄浮焰之上品，气味皆清。虽不及龟甲之滋补，然在阳焰升腾，痰涎泛逆之时，滋腻不可并进，则唯此能摄纳而兼有消化功用者，尤为相宜。

【补】青铅

【补曰】青铅亦称黑铅，镇摄肝胆阳焰，以质为用，气火有余者宜之，而肝肾阴虚阳越之病，嫌其重坠，则唯介属，最为适合。凡金石之品，尚宜审择①，未可概投。

【补】汞

【补曰】古亦以汞为镇摄虚火之用，然必煅炼得宜，方可合辙②。究有流弊，当知所慎。

【补】硫黄

【补曰】硫黄内服，唯舶来品制炼精纯，可用，土产多含杂质，气味不驯。此纯阳之精，必下元阴气太盛，激其孤阳浮游于上者，以之温养其下，而吸引无根之焰，返归故宅，黑锡丹之功效，最为奇捷。肾气虚寒，喘促欲绝者，非此不可挽救，而非可以治肝火升浮，此两者之病，皆必以镇摄成功，而一虚一实，一热一寒，正是互相对峙。

【补】磁石

【补曰】磁石质重，而具有吸引之性，能入肾肝血分。收摄上浮之气焰，较之其他石质，但以重坠见功者，颇有泾渭之别。

【补】石英

【补曰】石英具有五色之不同，虽气分血分微有区别，然温和

---

① 审择：审察选择。清·李调元《剿说·序》："考其同而辨其异，君子宜何如审择。"

② 合辙：车轮与车的轨迹相合。比喻彼此思想言行相一致，合拍。宋·刘克庄《赠施道州》："拮据自笑营巢拙，枘凿明知合辙难。"

降逆，摄纳肾肝，究竟无以异也。

【补】寒水石　玄精石

【补曰】此二石禀北方至阴之精，镇摄太过之阳焰，肝胆气盛，风火升腾者，宜之。而虚阳浮越者，勿用。

搜风

【赵注】肝主风木，故诸风属肝。搜风之邪[1]，于肝经独详。

【正义】诸风掉眩，皆属于肝，此《至真要大论》之明文。赵谓诸风属肝，未尝不是。然肝为风木，本以德性言之，其气坚强，最易横逆，故肝阳一动，则化风上扬，变生诸幻，此是自动之风，必不可误认其由外而入。原其风之所以动者，诚是肝木之有余，洁古以为当泻，确是正治。然既由内自动，则所谓泻者，只可息之于内，摄纳涵藏，使其平静，断不可煽之扬之，益张其势，此肝风为病之万万不能妄投表药风药，及诸般升散之药者。然"潜阳息风"四字，在近日固已成为医学中一大体用，洵可悬之国门，不能增损一字。而从前医家，则一言风病，即用风药，汉唐家法，下逮朱明[2]，何一人不作如是想[3]，最是吾国医界数千年之绝大黑暗。且凡是风病，又无不认为寒凉凛冽之风，则升阳发散，必选辛温燥烈之药，适以为肝阳陡动之风火，助其淫威，肆其毒焰。洁古于此，以搜风标题，而药则乌、附、羌、防，可以治肃杀之寒风，必不可治蕴隆之风火，于肝脏自动之风，有百害而无一利，搜风之名，实是大误，下列诸药，竟无一可治肝脏自动之风。姑依本书照录而明辨之，以听智者之自释。若双湖注文，则不过望文生

---

① 邪：据文义疑作"法"。

② 下逮朱明：下至明代。逮：到，至，及。朱：明朝开国皇帝朱元璋。

③ 何一人不作如是想：何人不是像这样认为的。如是：如此这么；像这样。

义①，随在作应声虫耳，又何责焉。

羌活

【**赵注**】搜肝风。

【**正义**】羌活气味皆雄，升散极迅，果有寒风，方为对证。若曰肝动生风，而亦以此为治，则适以长其焰，是为推波助澜，搜之不竭，为害何可设想。

荆芥

【**赵注**】入肝经，散风热。

【**正义**】荆芥辛凉，确能散风热。然唯是外来风热，故可清而散之。赵乃谓入肝经以散之，岂肝家内动之风而亦可升散耶？且此物亦不可谓是肝经之药。

薄荷

【**赵注**】搜肝风，散风热。

【**正义**】薄荷虽极辛，而凉甚，确能清肝泻火。赵谓散风热，亦只可就外风言之，乃能合于散字本义。

槐子

【**赵注**】入肝经气分，疏导风热。

---

① 望文生义：意指不了解某一词句的确切含义或来源，光从字面上去牵强附会，做出不确切的解释。

【正义】槐子是实，故能下行而清血分。古人以治下血，正是清热下行之义。虽下血之病，名曰肠风^①，实非外风为病。赵氏亦谓是疏导风热，则非疏散可比，乃反以为气分药，何耶？

蔓荆子

【赵注】散上部风邪。

【正义】蔓荆固是泄散风邪之药，然与肝风^②何涉？

白花蛇

【赵注】透骨搜风。

【正义】蛇能治风，是为疠风^③言之，实是以毒攻毒之义，取其节节灵通，能搜血络骨节之毒耳。岂可与肝动之风，混作一气？如此谈医，真魔道矣。

独活

【赵注】搜肝去风。

---

① 肠风：中医病证名。以便血为主症的疾病。出《素问·风论》。

② 肝风：亦称内风。凡不属于外感而导致的眩晕、抽搐、震颤、昏迷、肢麻等多属肝风范畴。如高血压、心脏病等突然引起的抽搐、神志不清、痉挛、昏迷不醒等。《素问·至真要大论》："诸风掉眩，皆属于肝。"

③ 疠风：病名，又称癞大风，俗名大麻风。因感触暴厉风毒，邪滞肌肤，久而发作。初起先觉患部麻木不仁，次发红斑，继则肿溃无脓，久而漫延全身肌肤而出现眉落、目损、鼻崩、唇反、足底穿等严重证候。

【正义】独活去风，与羌活同，赵谓搜肝，尤为奇僻①。

皂荚

【赵注】搜风泄热。

【正义】皂荚乃消痰去滞之利药。以为治风，盖能涌泄风痰②耳。然岂可以治肝动之风？

乌头

【赵注】大燥去风。

【正义】乌头治风，唯凛冽之寒风可用，若肝动生风，正是风火交煽之候。一寒一热，相去天渊，并作一谈，真是暗无天日。

防风

【赵注】搜肝去风。

【正义】防风可防外来之风，若曰肝火生风，则非此药防守之职矣。

白附子

【赵注】去头面游风。

---

① 奇僻：奇特，异常。怪异；冷僻。

② 风痰：为痰证之一。指痰扰肝经的病证。《医学入门》："动于肝，多眩晕头风，眼目瞤动昏涩，耳叶瘙痒，胁肋胀痛，左瘫右痪，麻木蜷跛奇症，名曰风痰。"《泰定养生主论》："风痰者，因感风而发，或因风热怫郁而然也。此皆素抱痰疾者，因风、寒、气、热、味而喘咯咳唾，非别有此五种之痰。"

【正义】头面游风，究竟是肝风否耶?

僵蚕

【赵注】治风化痰。

【正义】僵蚕遇风而僵，故能定风清热，然究是外风之药，非可以定肝风。

蝉蜕

【赵注】除风热，治皮肤。

【正义】蜩蝉临风振翼，而蜕又轻扬，故能清泄轻微之风热，赵谓治皮肤是也。若曰肝脏生风，试问可与皮肤之风热，等量齐观①否耶?

【补】定风

【补曰】肝木生风，病由内发。自内生者，只可息之于内，摄纳而镇定之。一切风药，扰乱有余，皆是为虎傅翼②，杀人唯恐不速。无奈汉唐以下，唯知有温散一法，枉死者必已恒河沙数③。兹为补此定风一层，岂独为洁古弥缝缺憾④，实不啻⑤为二千年医界，

---

① 等量齐观：指对有差别的事物同等看待。清·况周颐《蕙风词话》："托雨露而成润，意境可以稍变，然而乌可等量齐观也。"

② 为虎傅翼：傅，通"附"；翼，翅膀。替老虎加上翅膀。比喻帮助坏人，增加恶人的势力。《淮南子·兵略训》："今乘万民之力，而反为残贼，是为虎傅翼，曷为弗除。"

③ 恒河沙数：恒河，南亚大河，流经南亚和孟加拉国，被印度佛教徒奉为圣河，形容数量极多，像恒河里的沙粒那样无法计算。

④ 弥缝缺憾：补救不够完美而令人感到遗憾的地方。

⑤ 不啻（chì）：不只；不止；不仅仅；不亚于。

补到娲皇①未见之天。唯是镇定风扬，不外抑降及摄纳两法，上文镇怯条中所录各药，已可与定风正义，交互为用。兹唯选柔润数味，以备抚驭柔驯之法。盖肝为刚脏，本不可压迫太甚，反有遏郁横决之虞。若夫滋液养阴，亦所以涵藏肝木，则自有补血之本题在，非仅以定风为能事矣。

【补】天麻

【补曰】天麻有风不动，古有定风草之名。质又厚重坚实，明净多脂，故能平靖肝阳，养液以息内风之动。罗天益谓眼黑头旋，风虚内作，非天麻不治，最为此药之知己。诸书有认作专治风寒湿痹，以为疏通经络，祛逐外风用者，不无误会，寿颐已详论之，见拙编《本草正义》。

【补】蚕矢②

【补曰】蚕矢纯是霜叶③，清凉宣络性质。桑叶多络，而又坚韧，故能通经宣络。唯桑叶轻扬，则疏泄在外风热。而蚕矢是矢，坚结成丸，则下行泄降，而有潜阳息风之妙理。吾国药物，恒以情性取义，功用最为敏捷，彼西国药物，皆以物质为治理者，乌能悟此遇化存神④之奥旨⑤耶？唯此物入药，须取洁净者曝之极干，密藏不霉者为佳，市肆中物，污烂不堪，不如弗⑥用。

【补】菊花

【补曰】菊花禀秋金之气，虽花萼轻扬，而清凉肃降，能抑肝胆有余之火，实为柔肝息风纯良之药。

---

① 娲皇：女娲，中国上古神话中的创世女神。

② 蚕矢：即蚕沙。矢，通"屎"。

③ 霜叶：即霜桑叶。

④ 遇化存神：变化转化后出现的不可思议的神奇的东西。

⑤ 奥旨：奥义；要旨。唐·王勃《续书序》："爱考众籍，共参奥旨。"

⑥ 弗："不"的同源字。吴语方言常用字，表示不。

【补】胡麻

【补曰】胡麻柔润，能养液以柔肝木，故亦为潜息风阳之药。

【补】黑芝麻

【补曰】芝麻脂液尤多，润泽妙品。有一种黑皮绿肉，则直入肝肾而滋养真阴，阴得所养，风自不生，是亦涵阳息风培本之妙品。

【补】白芍药

【补曰】芍药清肃，而微含摄敛作用，能收纳肝脾耗散之气火，故亦能定肝脏自动之风阳。

【补】山萸肉

【补曰】萸肉酸收，温养肝肾真阴，则能摄敛升浮之风火。

不足补之

【赵注】肝虚则为不足，故用补。下分三法。

补母

【赵注】肾为肝之母，故云肝无补法，补肾即所以补肝也。

【正义】虚则补其母，本是通套之泛词，唯肝与肾，虽曰母子相生，实是下焦真阴，同条共贯①，肝阳易于太过，故无补法。而阳之旺，即是阴之亏，滋养肝肾真阴，即所以涵藏浮越之虚焰。肾肝同治，古有明文，不当堆砌母子相生之套谈，反致泛而不切。双湖只知肝无补法，试问下文补血、补气二条，又将何以说之？

---

① 同条共贯：条，枝条；贯，钱串。长在同一枝条上。比喻事理相通，脉络连贯。《汉书·董仲舒传》："帝王之道，岂不同条共贯欤？"

何以目光之短，竟至于此。

枸杞

【**赵注**】清肝滋肾，益气生精。

【**正义**】杞子是滋养肝肾真阴妙品，温和润泽，味厚滋填。近人谓其能兴阳助火者固非，而赵氏竟以为清肝，则又似凉药，亦失正旨。

杜仲

【**赵注**】甘温补肾。

【**正义**】杜仲健腰膝而利脉络，亦滋填肝肾之要药。

狗脊

【**赵注**】平补肝肾。

【**正义**】金毛狗脊，生意最富①，经久不枯，通利关节，故善起腰脊之痿弱。肝肾两虚，腰脊酸痛，非此不除。

熟地黄

【**赵注**】滋肾水，补真阴。

【**正义**】地黄补血填阴，味厚色浓，故为滋补肝肾主药，然非

---

① 生意最富：富有生命力的气象。生意：生机。富：丰富，多；充裕，充足。

仅入肝肾者。

苦参

【**赵注**】燥湿胜热，补阴益精。

【**正义**】苦参大苦大寒，非实热火毒之症不用。沽古列入补肾队中，诚不可解。要唯龙相沸腾，横决莫制者，或可暂平其焰。赵氏竟可谓之补阴益精，以霜雪为雨露，暴秦虐政[1]，不图[2]于医籍中见此奇语。

萆薢

【**赵注**】固下焦，补肝虚。

【**正义**】萆薢清热利湿。古称其能有益于肝肾者，湿热去而相火平，斯肝肾之关门自固耳，顾可泛谓之固下补虚耶？

阿胶

【**赵注**】养肝滋肾。

【**正义**】阿胶得济水沉重之质，引入肾肝，滋填精液，是为补字正面文章。

菟丝子

【**赵注**】强阴益精，平补三阴。

---

[1] 霜雪为雨露，暴秦虐政：比喻用苦参补阴益精，就像把霜雪当作雨露，就像秦王实施暴虐的政策法令一样。

[2] 不图：不料。

【正义】菟丝多脂，滋填肝肾，确有强阴益精之用。

【补】首乌

【补曰】首乌味厚，直达肾肝，益血填阴，富有力量。生者味涩，则相火不藏，疏泄太过者宜之。

【补】沙苑蒺藜

【补曰】沙苑蒺藜，即潼蒺藜。质重而色青绿，是为滋填肝肾，潜息内风驯良之品。

补血

【赵注】血宜流通，而恶壅滞。补血之中，兼以活血，乃善用补者也。

【正义】肝须血养，阴血不匮，则肝木涵藏而不妄动。滋填益血，最是补血正旨，所谓补阴宜于涵养，而肝阳无补法者是也。

当归

【赵注】和血补血，为血中气药。

【正义】当归多脂，固能补血，唯气温味辛，走而不滞，实是活血妙品。欲其专补，宜用归身，入于地黄、首乌、阿胶等滋腻队中，颇有流动吹嘘之妙。

牛膝

【赵注】益肝肾，生用破恶血。

【正义】怀牛膝一茎直达，故能直走下焦，能引补阴之药，达于肝肾，实非自有滋补能力者，且多脂而滑，能利大便，则下行力猛，尚有破泄作用。赵谓能破恶血，即是此意。故中气虚及便溏者勿用。川牛膝则能横行通络，达于手臂。二者皆引经行动之药，实非补字正义。

续断

【赵注】补肝肾，宣通百脉。

【正义】续断善行百脉，有补伤绝续之功，故得此名，是宣络活血之最有捷效者。血虚气滞，支①节痹痛，脉络不和诸病，此为要药。颇与当归异苔同岑②，故恒并驾以驰，如骖之靳。

白芍

【赵注】补血泻肝。

【正义】白芍药能摄纳耗散之真阴，故亦可谓补血之品，唯其性近于收，能靖肝脏自动风火，古人亦谓之平肝，乃赵竟以为泻肝，则言之过甚矣。

血竭

【赵注】散瘀生新，和血圣药。

【正义】血竭诚是活血和血之药，唯有黏韧性质，故亦堪为补血之用。内入丸散，则可以通行脉络，填补血耗。外为末子③，则

---

① 支：通"肢"。肢体。
② 异苔同岑：不同的青苔长在同一座山上，这里比喻不同的药物有相同的作用。岑：小而高的山。
③ 末子：细碎的或成粉状的东西，犹粉末、碎屑。

可以止血定痛，长肉生肌。

没药

【赵注】通滞血，补肝胆。

【正义】没药本是香木膏脂，其气芳香，故入丸散，能行血中气滞，和血定痛。而质又黏腻，则为末子，亦为外用止血定痛，生肌长肉普通之品。

川芎

【赵注】补血润燥，散瘀通经。

【正义】芎䓖①气辛，实是升举行气之药。《金匮》胶艾汤用之，以胶地黏腻已甚，故以芎归之善行者振动之，则无室滞不通之弊，此制方之妙用，调剂之功夫，非即以芎䓖作为补品。《局方》四物，其旨亦同。洁古乃竟列于补血队中，得毋小误？且辛而能升，近于风燥一类，古人之呼山鞠䓖者，且以为御湿之用。语出《左氏传》，濒湖《纲目》芎䓖释名条中引之，亦曰御湿，主治条中，亦称燥湿。则王好古独谓之润肝燥，正与古人相反，此是金元人药理之疏，而双湖乃剿袭②之，终是不辨菽麦。

【补曰】肝必以血为养育之资。补肝必先补血，实是治肝病之全体大用。唯养血药物，肝脾肾三脏，异曲同功，实无区别。洁古于上条补母，所录杞子、地黄、阿胶、菟丝一类，补肾即以补肝，已与此条同源共贯，必不能分析二者，强划界限，反于此条

---

① 芎䓖：中药川芎的别名。

② 剿袭：因袭照搬。

补血正文，采择芜杂①，未免轻重倒置，宾夺主位②。寿颐则谓当与上条并作一门，方是乙癸同源③，天衣无缝。

补气

【赵注】木性条达，遏抑之则其气不扬。辛以补之，所以达其气。

【正义】木性固喜条达，不可闭遏，遏则郁结不舒，亦必横决为患。唯既已横矣决矣，亦当抚驭而柔驯之，不可再用气药，助其刚燥，否则气益横而血益伤。故肝之气分，必无补药，古所谓肝无补法者，正为肝气言之。洁古必援他脏之例，补血补气，并列两纲，宜乎是条所选药味之不能纯粹矣。

天麻

【赵注】辛温，入肝经气分，益气强阴。

【正义】天麻辛温，虽出古书，因于《本经》赤箭④之旧，其实《本经》《别录》赤箭之主治，全与天麻功用不符。似古之赤箭，尚非天麻之苗。所以景岳改作辛平。寿颐编辑《本草正义》，已明辨之，究竟厚重之质，必非气药。洁古录此，已失此药之真。双湖注文，更不可信。

---

① 芜杂：多而杂乱，没有条理。
② 宾夺主位：客人的声音压倒了主人的声音。比喻外来的或次要的事物占据了原有的或主要事物的位置。
③ 乙癸同源：又称为肝肾同源、精血同源。用五行同五脏与天干相配，肝为乙木，肾为癸水。肝藏血，肾藏精，精血可以互相资生。
④ 赤箭：中药天麻的别名。

柏子仁

【赵注】滋肝明目，肝经气分药。

【正义】柏子仁坚实多脂，禀秋金肃降之令，专于下行，故能峻养肝肾。明是血分药，洁古列之气分队中，岂以其气味清芬故耶？

苍术

【起注】升气散郁。

【正义】苍术气雄，诚是气药，然与肝气何涉。

菊花

【赵注】去风热，明目。

【正义】菊花气味清冽，而性静穆，诚能柔驯肝气之横逆，然是清泄气火之药，不可以言补气。

细辛

【赵注】辛散风热，补益肝胆。

【正义】细辛大辛，直达巅顶，能疏泄外感之大寒，温运中州之阳气，谓为气药，伊谁不知？若曰补肝，则肝脏虚寒，其证奚若^①？寿颐乃百思而不得其解。

密蒙花

【赵注】润肝明目。

【正义】密蒙之蕊，冬结春开，禀至阴之气极厚，而得春生之令最先，故能滋养肝肾，明目去翳^②，确有补肝之用。洁古以为气药，盖花固轻扬，善行气分耳。

决明

【赵注】入肝经，除风湿^③。

【正义】石决明介属潜阳，草决明坚实重坠。固皆能抑降肝胆升浮之气火者。

谷精草

【赵注】辛温去风热，入厥阴肝经。

【正义】谷精禀谷之余气而生，得秋令肃降之气，故下入肝肾，潜息内风。然体质轻扬，则上行而明目。洁古列于气分队中，亦以气味皆轻之故。然功用如是，性必不温。古书言其辛温，殊不敢信。双湖乃以"辛温去风热"五字，联属为句，则更不可同日语矣。

---

① 奚若：犹奚如，何如。《墨子·法仪》："法不仁不可以为法，当皆法其君，奚若？"

② 翳：眼球上障蔽视线的膜状物。

③ 湿：据文义疑作"热"。

生姜

【**赵注**】辛温散寒，宣气解郁。

【**正义**】生姜固以气用事者，然谓补肝气，毋乃太隔膜①耶？

【**正曰**】肝诚以气用事，然肝之有气，唯恐其横，不虑其衰，故"补肝之气"四字，古今医学，皆无是说，且求之药物中，亦难得针对之药。若曰行气宣通，则上文固有专条，此处补气一门，终是无中生有，不如去之为允。

本热寒之

【**赵注**】不言本寒者，不足即为虚寒，温补之法已见上条，省文也。

【**正义**】肝是厥阴风木，内藏相火，动则为热，故只有火病，无寒病。治肝病者，亦从未见有当用温补之法。赵乃以上之不足，谓即虚寒，须知凡是虚证，固多有寒热两途，唯在肝胆，亦只有虚热，绝无虚寒，顾可谓温补已见上条乎？

泻木

【**赵注**】木中有火，泻木亦不外泻火。但酸以泻木，咸以泻火，泻中有补，与下泻火攻里有虚实之分；与上补母补气血，又有寒温之辨。

【**正义**】肝热宜清，凡是清火泻青之药，俱可并入此条，岂不

---

① 隔膜：不通晓。

名正言顺。乃洁古必以泻木泻火，分作两事，已有骈拇枝指之嫌，遂令赵双湖弄出酸泻木咸泻火之臆说①。岂不知酸先入肝，原是木之正味，胡可反谓之泻药？唯乌梅、芍药、萸肉味酸，能收摄肝胆浮越散耗之气火，则亦所以柔驯其桀骜横逆之势焰，有似于泻，而实非泻肝正面文字，此赵所谓有虚实之分者是也。

芍药

【**赵注**】酸泻肝火，补肝血。

【**正义**】芍药非泻肝正火，说已见上，既能敛阴，则有益正气，确亦近乎补，而又非补之本旨。赵乃以泻肝补肝，并作一气，终是含糊太过。

乌梅

【**赵注**】酸敛肺，补金以制木。

【**正义**】乌梅酸收，故能敛肝，本是直捷爽快，而赵必谓敛肺补金制木，何其迂②耶？

泽泻

【**赵注**】咸泻肾火，起阴气。

---

① 臆说：主观的、毫无根据的叙说。南朝·宋·裴骃《史记集解·序》："未详则阙，弗敢臆说。"唐·孙樵《与友人论文书》："其所闻者，如前所述，岂樵所能臆说乎？"

② 迂：本义是指曲折、绕远，引申义是言行或见解陈旧不合时宜。

泻火

【**赵注**】苦寒泻火，亦是泻其有余。但不用攻伐，只用寒凉，亦是和解之法。

【**正义**】名为泻火，药用苦寒，对病发药，轩豁①明了。赵氏乃谓不用攻伐，亦是和解，岂芩、连、龙胆，大苦大寒，尚非伐木泻肝之正将耶？

黄连

【**赵注**】泻肝胆火，猪胆汁炒。

【**正义**】黄连苦寒，泻火主将，固彻上彻下，无不贯通者，或以为专清心热者，本是拘迂②之见。赵谓泻肝胆火，必以胆汁拌炒，亦胶固③而不能见其大④也。

龙胆草

【**赵注**】益肝胆而泻火，除下焦湿热。

【**正义**】龙胆大苦大寒，专泄有余。苦寒必燥，能除湿热，确是正将。谓益肝胆，殆不其然。

---

① 轩豁：敞亮，高大开阔。唐·韩愈《南海神庙碑》："乾端坤倪，轩豁呈露。"
② 拘迂：拘执而迂腐。清·刘大櫆《江贞女传》："盖其天性纯明，度越寻常人远甚，岂可以拘迂拟议哉！"
③ 胶固：固陋，固执。南朝·梁·江淹《建平王让右将军荆州刺史表》："宁臣胶固，所宜膺荷。"
④ 见其大：对事物的观察、认识和理解，达到很广的范围或很高程度。

黄芩

【赵注】泻少阳相火。

【正义】芩本苦寒，通治上下三焦实热诸症，无往不宜。必谓是泻少阳，故何所见而云然。

苦茶

【赵注】泻热下气。

【正义】茗[①]本苦泄，清热下行，固其所长，唯能清肝，故主明目。

猪胆

【赵注】泻肝胆火。

【正义】胆汁专清肝胆，是同气相求之至理。

攻里

【赵注】行血亦用大黄，是行血亦攻里。但攻里不必行血，故另立攻里一条，皆所以泻实火也。

【正义】攻里本以通腑，可治腑实，不能治脏病。唯肝热太炽，亦有兼阳明闭塞者。则通腑仍为腑实而设，但亦可藉以泄导有余之相火耳。

---

① 茗：茶叶的通称。

大黄

【赵注】入肝经血分，下燥结而去瘀热。

【正义】大黄下燥去瘀，皆为肠胃结实而设，本非可以攻伐肝脏，但腑气通，则火得下泄，亦足以疏通肝胆之太亢。

标热发之

【赵注】肝主筋，在肌肉之内，邪入肝经，寒变为热，故不言标寒。

【正义】肝热皆是本病，即有厥阴络脉为病，仍是肝气横逆肆虐。则肝经为病，必无可以发散之理。即曰邪入厥阴，未尝无外感在经，及传入厥阴等病。然《伤寒论·厥阴篇》中，亦何尝有发散之明文，则洁古所谓标热发之，实是大误。夫岂有肝经热炽，而可宣发以助其横决之理？下文和解、解肌两层，均是隔靴搔痒①，实与病理，毫不适用。

和解

【赵注】肝之表，少阳也。故用少阳和解之法。

【正义】少阳和解，实为外寒遏抑，少阳气火，不得疏达者言之，非少阳相火已盛，而可以柴胡升之发之也。乃洁古更移之

---

① 隔靴搔痒：隔着靴子搔痒。比喻说话作文不中肯，不贴切，没有抓住要点。或做事没有抓住关键。宋·严羽《沧浪诗语·诗法》："意贵透彻，不可隔靴搔痒。"

以治厥阴为病，得毋教猱升木，益张其势。赵氏随声附和，尤为颠顸。

柴胡

【赵注】少阳表药。

【正义】柴胡诚是少阳表药，然少阳病已不可浪①投发表，孰谓厥阴为病，而可轻率用之？此薛立斋②之辈，吾知其未有不动辄得咎者。

半夏

【赵注】辛散发表开郁。

【正义】半夏发表，大是奇谈。

解肌

【赵注】邪入筋而用解肌法，解肌而用太阳发表药。盖邪已深入，引之从肌肉而皮毛也。

【正义】足厥阴经，而洁古乃有解肌之药式，已极不可解。而所谓解肌者，又是麻桂二味，异想天开，不知其何以有此奇悟？而赵双湖乃能以肝主筋，而由筋由肌肉以引到皮毛，为之说解，

---

① 浪：随便。

② 薛立斋：即薛己，字新甫，号立斋。曾担任太医院院长，后世称薛院使，吴郡吴县（今江苏苏州市）人，明代著名医家。著有《内科摘要》《外科发挥》《疠疡机要》《外科枢要》《正体类要》《口齿类要》《校注妇人良方》《本草约言》等。

盲人扪烛，相对谈天，可谓无奇不有。初不谓吾国医书，竟有如是之怪不可识者。

桂枝

【赵注】发汗解肌。

麻黄

【赵注】发汗解肌。

【正义】桂枝解肌，麻黄发汗是也。然试思此节乃为肝之标病而言，则此二物，宁非去题万里？